Smrity Sinha
Mohit Kumar
Nikita Sharma

HIPERSENSIBILIDADE DENTINÁRIA

Smrity Sinha
Mohit Kumar
Nikita Sharma

HIPERSENSIBILIDADE DENTINÁRIA

Gestão da hipersensibilidade dentinária: Uma Nova Perspetiva

ScienciaScripts

Imprint

Any brand names and product names mentioned in this book are subject to trademark, brand or patent protection and are trademarks or registered trademarks of their respective holders. The use of brand names, product names, common names, trade names, product descriptions etc. even without a particular marking in this work is in no way to be construed to mean that such names may be regarded as unrestricted in respect of trademark and brand protection legislation and could thus be used by anyone.

Cover image: www.ingimage.com

This book is a translation from the original published under ISBN 978-620-7-84404-3.

Publisher:
Sciencia Scripts
is a trademark of
Dodo Books Indian Ocean Ltd. and OmniScriptum S.R.L publishing group

120 High Road, East Finchley, London, N2 9ED, United Kingdom
Str. Armeneasca 28/1, office 1, Chisinau MD-2012, Republic of Moldova, Europe
Printed at: see last page
ISBN: 978-620-7-92495-0

ÍNDICE DE CONTEÚDO

INTRODUÇÃO

A hipersensibilidade dentinária pode ser definida como dor que surge da dentina exposta, em resposta a estímulos químicos, térmicos, tácteis e osmóticos, e varia tanto em frequência como em gravidade. Pode ser de início rápido, de carácter agudo e de curta duração ou, em alguns casos, a dor pode persistir como uma sensação baça e vaga no dente afetado. Na maioria dos doentes, a dor provocada pela dentina exposta ocorre aquando da aplicação do estímulo, pelo que o termo "hipersensibilidade dentinária" pareceria mais adequado.[1]

Foram propostas muitas explicações possíveis para o mecanismo da hipersensibilidade dentinária, entre as quais a teoria hidrodinâmica de Brannstorm é a mais aceite.[2]

É uma impressão clínica bem estabelecida, que a dentina é mais sensível na junção dentina-esmalte, sensível perto da polpa e com sensibilidade global aumentada quando a polpa está inflamada.

A hipersensibilidade dentinária é uma condição dolorosa comum dos dentes que pode afetar grupos etários jovens, médios e idosos.[3]

As outras causas possíveis para a hipersensibilidade são dentes fracturados, restaurações fracturadas, sensibilidade pós-operatória de restaurações directas ou indirectas, cáries dentárias, síndrome do dente fendido, sulcos palatogengivais podem dar origem a sintomas semelhantes.

Outros factores que contribuem para a exposição da dentina são o desgaste do esmalte, a desnudação da superfície radicular, a perda de cemento e dos tecidos periodontais sobrejacentes. A perda de esmalte pode resultar de atrito relacionado com anomalias oclusais, trauma mecânico como a escovagem dos dentes, erosão por ácidos ou uma combinação destes factores.[4]

As lesões cervicais induzidas pelo stress são conhecidas como abfracção. O esmalte fino e a fraca junção entre o esmalte e o cemento fazem com que apareçam frequentemente nas áreas cervicais e podem causar hipersensibilidade. Anomalias de desenvolvimento quando o esmalte e o cemento não se encontram, ou quando ocorre recessão gengival, a dentina na margem cervical fica exposta causando hipersensibilidade.

O dentista tem a responsabilidade moral, profissional e ética de fazer uma história completa, juntamente com um exame clínico e radiográfico, antes de chegar a um diagnóstico definitivo, no tratamento da hipersensibilidade dentinária.

Foram sugeridos vários métodos de gestão da hipersensibilidade e o clínico deve estar ciente das diferentes modalidades de tratamento para uma gestão bem sucedida da hipersensibilidade.[5]

REVISÃO DA LITERATURA

1. **Brannstrom M. (1992)**[6] avaliou e analisou que a dentina hipersensível parece ser principalmente o resultado de uma ativação das fibras de dor dentinária, as fibras A, na parede pulpar. Os estímulos que activam estes nervos são principalmente aqueles que removem o fluido dos túbulos dentinários e mobilizam as forças capilares, causando um fluxo rápido para fora. A aplicação de um estímulo frio faz com que o fluido se contraia, resultando num fluxo rápido para o exterior semelhante na região pulpar dos túbulos. A hipersensibilidade ao frio também é marcada quando há um espaço cheio de fluido contendo bactérias no dente. Experiências demonstraram que uma superfície de dentina recentemente exposta, com túbulos patentes, é mais sensível do que uma superfície contaminada por uma camada de smear layer. A inflamação na região pulpar adjacente também pode aumentar a sensibilidade. O desenvolvimento de superfícies cervicais e oclusais hipersensíveis deve-se aos efeitos mecânicos e ácidos do ambiente oral, à abrasão da escova de dentes, aos componentes erosivos da dieta, à placa bacteriana e à invasão bacteriana da dentina. Por vezes, a dentina é exposta pela terapia de restauração e, ocasionalmente, as cargas oclusais excêntricas podem contribuir para a hipersensibilidade. A sensibilidade pode persistir a menos que as aberturas tubulares abertas sejam seladas.

2. **Addy M, West N. (1994)**[7] avaliaram e analisaram que a hipersensibilidade da dentina é uma condição dolorosa comum dos dentes para a qual pouco se sabe sobre a etiologia e os factores predisponentes. Este facto tende a comprometer o tratamento e a recorrência da condição é frequente. Os factores abrasivos e erosivos, pelos seus efeitos sobre o esmalte e a gengiva, são importantes na localização dos locais de dentina exposta. Os agentes erosivos são provavelmente responsáveis pelo início da sensibilidade através da abertura dos túbulos dentinários. A gestão não deve basear-se apenas no tratamento. Em primeiro lugar, deve ser considerado um diagnóstico diferencial. Em seguida, os factores etiológicos e predisponentes devem ser identificados e, sempre que possível, removidos, reduzidos ou modificados. Os tratamentos têm como principal objetivo bloquear o mecanismo hidrodinâmico de

transmissão de estímulos através da dentina, ocluindo os túbulos dentinários. É necessária mais investigação para compreender a condição em si, a sua etiologia e o modo de ação do grande número de agentes terapêuticos variados, mas aparentemente eficazes.

3. **Burke FJ, Malik R, McHugh S, Crisp RJ, Lamb JJ. (2000)**[8] avaliou a eficácia de um sistema de ligação à dentina no tratamento da hipersensibilidade dentinária em condições de prática dentária. Neste estudo, os dentistas de dois consultórios dentários concordaram em levar a cabo o projeto. Um consultório situava-se no Reino Unido e o outro na Índia. Um total de 34 pacientes a quem foi diagnosticada hipersensibilidade dentinária foram tratados com o sistema de ligação à dentina. Foi pedido aos pacientes que registassem a sua perceção da dor numa escala linear de 100 mm, antes do tratamento, um dia e uma semana após o tratamento. Todos os pacientes sentiram alívio da dor, tanto 1 dia como 1 semana após o tratamento. Os gráficos de perfil das pontuações de dor percebida dos pacientes para as duas práticas separadamente indicaram que havia uma tendência geral em ambas as práticas para uma queda bastante acentuada um dia após o tratamento e, em seguida, uma estabilização geral uma semana após o tratamento. Havia evidências que indicavam uma possível diferença na perceção da dor nas duas comunidades de onde os pacientes foram retirados. **Concluiu-se que** o sistema de ligação à dentina avaliado foi bem sucedido na redução da dor da hipersensibilidade dentinária, pelo menos a curto prazo.

4. **Jacobsen PL, Bruce G. (2001)**[9] avaliaram a hipersensibilidade dentinária e concluíram que se trata de uma condição comum de dor dentária transitória associada a uma variedade de estímulos exógenos. Existe uma variação substancial na resposta a esses estímulos de uma pessoa para outra. Exceptuando a sensibilidade associada ao branqueamento dentário ou a outra patologia dentária, a causa clínica da hipersensibilidade da dentina é a exposição dos túbulos dentinários como resultado da recessão gengival e subsequente perda de cemento nas superfícies radiculares. A teoria mais amplamente aceite sobre a forma como a dor ocorre é a teoria hidrodinâmica da hipersensibilidade dentinária de Brannstrom. A hipersensibilidade dentinária deve ser

diferenciada de outras condições que podem causar dentes sensíveis antes do tratamento. São utilizadas três estratégias principais de tratamento. Os túbulos dentinários podem ser cobertos por enxertos gengivais ou restaurações dentárias. Os túbulos podem ser tapados com compostos que podem precipitar numa massa suficientemente grande para ocluir os túbulos. A terceira estratégia consiste em dessensibilizar o tecido nervoso no interior dos túbulos utilizando nitrato de potássio. Existem vários produtos de venda livre à disposição dos doentes para tratar esta condição.

5. **Bánóczy J. (2002)**[10] avaliou e analisou o facto de a hipersensibilidade dentinária não ser uma doença nova; há mais de cem anos, Gysi, mais tarde Brännström e muitos outros lidavam com os problemas dos seus sintomas, mecanismo de patologia, diagnóstico diferencial e terapia. O interesse crescente atual pode ser atribuído à melhoria da saúde oral e à presença de mais dentes em idades mais avançadas, como consequência da diminuição da prevalência de cáries. A exposição das superfícies dentinárias devido à recessão gengival, erosão e abrasão pode causar queixas graves, ocorre em cerca de 40% da população adulta, no entanto, poucos recorrem ao dentista. Por conseguinte, os médicos dentistas devem estar conscientes das possibilidades de tratamento, estratégias de gestão e prevenção. Os novos aspectos são o momento adequado para a escovagem dos dentes após o consumo de alimentos e bebidas acidogénicos e erosivos, opções de tratamento não invasivas (dessensibilização, pastas de dentes com nitrato/fluoreto de potássio) e invasivas (reconstrução com obturações, cobertura das raízes expostas). É aconselhável um acompanhamento contínuo dos pacientes que sofrem de hipersensibilidade dentinária, de modo a evitar consequências mais graves (irritação da polpa).

6. **Conselho Consultivo Canadiano sobre Hipersensibilidade Dentinária. (2003)**[11] avaliou e reviu as recomendações consensuais para o diagnóstico e tratamento da hipersensibilidade dentinária, que foram desenvolvidas por um conselho amplamente constituído por dentistas e higienistas dentários provenientes da prática dentária geral, da prática especializada, do meio académico e da investigação de todo o Canadá, a que se juntaram 2 dentistas internacionais com experiência na matéria. A necessidade de recomendações consensuais

foi evidenciada pela falta de provas claras e sólidas na literatura dentária, bem como pela confusão sobre o diagnóstico e a gestão demonstrada por um inquérito de avaliação das necessidades educativas. A elevada prevalência da doença, o subdiagnóstico e a disponibilidade generalizada de tratamentos preventivos não invasivos, eficazes e pouco dispendiosos sublinharam ainda mais a necessidade de orientação. Este documento descreve os elementos-chave da base científica para as causas, diagnóstico e tratamento da hipersensibilidade dentária; nos casos em que essa evidência é deficiente, o documento baseia-se na experiência conjunta da direção. Foi desenvolvido um algoritmo simples para orientar os clínicos através do processo de diagnóstico e ajudá-los a determinar o tratamento adequado do caso. Finalmente, o comité faz uma série de recomendações para aumentar a consciencialização, melhorar a educação dentária, desenvolver símbolos para a elaboração de gráficos, desenvolver um índice para a avaliação de casos e para mais investigação.

7. **Al-Sabbagh M, Andreana S, Ciancio SG. (2004)** [12] avaliou e reviu que a hipersensibilidade dentária é uma resposta dolorosa a um estímulo não nocivo aplicado à dentina exposta no ambiente oral. A exposição da dentina resulta da combinação de dois ou mais factores etiológicos que levam à perda de esmalte e/ou perda de cemento. A teoria hidrodinâmica é a teoria mais aceite que explica a excitação das fibras nervosas pulpares por um estímulo aplicado à dentina exposta. Foi relatado que a hipersensibilidade dentária afecta mais frequentemente pessoas de meia-idade, sem diferenças de género, e foi demonstrado que é influenciada pela localização do dente.

8. **Walters PA. (2005)**[13] evaluated and reviewed A hipersensibilidade dentária é geralmente relatada pelo paciente após sentir uma dor aguda causada por um de vários estímulos diferentes. A resposta à dor varia substancialmente de uma pessoa para outra. A condição geralmente envolve as superfícies faciais dos dentes perto do aspeto cervical e é muito comum em pré-molares e caninos. A teoria mais aceite sobre a forma como a dor ocorre é a teoria hidrodinâmica de Brannstrom, o movimento de fluidos dentro dos túbulos dentinários. O profissional de medicina dentária, utilizando uma variedade de técnicas de diagnóstico, irá distinguir a condição de outras condições que podem causar dentes sensíveis. O tratamento da doença pode ser de natureza invasiva ou não invasiva. A

primeira linha de tratamento mais económica e eficaz para a maioria dos doentes é um dentífrico que contém um ingrediente ativo dessensibilizante, como o nitrato de potássio e/ou o fluoreto estanoso. Esta revisão abordará a prevalência, o diagnóstico e o tratamento da hipersensibilidade dentinária. Além disso, as recomendações de cuidados domiciliários centrar-se-ão nos dentífricos dessensibilizantes.

9. **West NX. (2006)**[14] evaluated and reviewed A hipersensibilidade da dentina é uma queixa oral comum, que afecta os dentes de muitos indivíduos. A etiologia é multifatorial; no entanto, nos últimos anos, o papel da erosão tem-se tornado cada vez mais importante. Para que a hipersensibilidade dentinária ocorra, a lesão deve primeiro ser localizada na superfície do dente e depois iniciar-se nos túbulos dentinários expostos que estão patentes à polpa. Pensa-se que os sintomas de dor curta e aguda derivam da teoria hidrodinâmica da dor. É provável que esta condição de dor episódica se torne uma queixa dentária mais frequente no futuro, devido ao aumento da longevidade da dentição e ao aumento do desgaste dentário. No entanto, ainda não existem provas conclusivas de regimes de tratamento bem-sucedidos, apesar da multiplicidade de produtos disponíveis para tratamento. Em explicação, os estudos sobre a dor são notoriamente difíceis de realizar devido à natureza subjectiva da dor e à complexidade da avaliação da dor. Os princípios básicos do tratamento são a alteração do fluxo de fluido nos túbulos dentinários com a oclusão dos túbulos ou a modificação ou bloqueio da resposta do nervo pulpar, quimicamente com agentes como o potássio ou fisicamente.

10. **Bamise CT, Olusile AO, Oginni AO. (2008)**[15] avaliou a prevalência de diferentes factores etiológicos da hipersensibilidade dentinária em pacientes e forneceu informações sobre a sua associação com a hipersensibilidade dentinária. Neste estudo, foram recrutados vinte e nove pacientes (17 do sexo masculino e 12 do sexo feminino) que sofriam de dor de hipersensibilidade dentinária. Foi recolhida uma história relevante e a hipersensibilidade dentinária foi confirmada através de estímulos tácteis e de jato de ar. Todos os pacientes eram destros. O lado esquerdo da boca mostrou uma preponderância de recessão gengival, abrasão, abfracção e erosão, enquanto mais dentes do lado direito mostraram atrição. A recessão gengival e a atrição foram comuns entre os molares, as abrasões entre os molares

e pré-molares, a abfracção entre os pré-molares, enquanto as lesões erosivas foram predominantemente encontradas entre os incisivos. Um total de 911 dentes foi examinado nos 29 indivíduos que apresentaram hipersensibilidade dentinária. As seguintes condições foram encontradas associadas à hipersensibilidade dentinária: 43 de 117 dentes (36,8%) com recessão gengival; 41 de 99 dentes (41,4%) com atrição; 40 de 67 dentes (59,7%) com abrasão; 16 de 25 dentes (64%) com abfração; e 32 dentes com lesões erosivas, todas associadas à hipersensibilidade. Concluiu-se que as recessões gengivais, seguidas de atrição, foram os factores etiológicos mais frequentemente encontrados para a hipersensibilidade dentinária. As lesões erosivas foram as mais associadas à hipersensibilidade dentinária. Existe uma relação estatisticamente significativa entre a hipersensibilidade dentinária, as lesões de desgaste dentário e a recessão gengival.

11. **Stojsin I, Petrović L, Stojanac I, Drobac M. (2008)**[16] avaliaram e reviram que a hipersensibilidade dentinária representa uma condição de patologia multifatorial presumível. Dois processos são essenciais para o seu desenvolvimento: (1) a dentina deve ser exposta através de um distúrbio genético, defeito do esmalte (lamelas, tufos e fusos), perda de esmalte (erosão, abrasão, atrito, abfracção), recessão gengival com rápida perda de cemento e (2) os túbulos dentinários devem estar abertos tanto para a cavidade oral como para a polpa. Neste protocolo de diagnóstico para esta condição consistiu em História Médica, Dietética Dentária, Higiene Oral e exames intra-orais com método de indexação de ar. Diagnóstico Diferencial: Devemos ter em consideração um conjunto de variáveis como: cárie dentária, dente fissurado, sensibilidade restauradora, sensibilidade medicamentosa, sensibilidade ao branqueamento e dente abcessado ou não vital. Concluiu-se que a hipersensibilidade dentinária é um problema que incomoda muitos pacientes. Muitas doenças partilham os sintomas da sensibilidade dentária, pelo que o diagnóstico diferencial é essencial para um tratamento adequado ou medidas preventivas.

12. **Porto IC, Andrade AK, Montes MA. (2009)**[17] avaliaram e revisaram uma visão geral sobre a etiologia, características e tratamento da hipersensibilidade dentinária, para que os profissionais possam utilizar essas informações no manejo terapêutico dessa condição clínica. Para isso, os autores analisaram textos completos de artigos relevantes sobre o

tema. Esse estudo mostrou que os fatores predisponentes associados às causas da hipersensibilidade dentinária devem ser controlados ou eliminados, por meio da educação do paciente quanto à ingestão excessiva de alimentos ácidos, bem como da orientação sobre a técnica adequada de escovação dentária e análise da oclusão. O tratamento efetivo deve ser precedido de um diagnóstico adequado, estabelecido após a exclusão de outras possíveis causas da dor. Estes casos devem ser tratados de forma eficaz, rápida e definitiva. A disponibilidade de uma grande variedade de tratamentos pode ser um indicador de que ainda não existe um agente dessensibilizante eficaz para resolver completamente o desconforto do paciente, ou que é difícil de tratar, independentemente das opções de tratamento disponíveis. Mesmo com o grande número de estudos publicados, não foi possível chegar a um consenso sobre o produto que representa o padrão de ouro no tratamento da hipersensibilidade dentinária.

13. **Vieira AH, Santiago SL. (2009)**[18] evaluated and reviewed A hipersensibilidade dentinária é uma condição complexa que pode causar grande preocupação no consultório dentário. Apesar do grande número de modalidades de tratamento disponíveis, nenhum agente dessensibilizante atual é considerado ideal para gerir esta condição desconfortável. A seleção da terapia correcta requer uma compreensão completa da forma como a aplicação de um estímulo à superfície dentinária exposta pode influenciar as fibras nervosas e produzir hiperestesia. Este artigo revê a etiologia e analisa de forma crítica a gestão da hipersensibilidade dentinária através da revisão de investigações laboratoriais e clínicas.

14. **Al-Sabbagh M, Brown A, Thomas MV. (2009)**[19] avaliou e reviu que a hipersensibilidade dentinária é uma queixa dentária comum, especialmente em pacientes periodontais. Acredita-se que seja mediada por um mecanismo hidrodinâmico no qual vários estímulos resultam num aumento do fluxo de fluido nos túbulos dentinários, gerando assim potenciais de ação nas fibras nervosas associadas. Embora seja frequentemente percepcionada como um ligeiro desconforto pelo doente, pode ser grave. Tem sido utilizada uma variedade de intervenções, embora poucas tenham sido objeto de um estudo rigoroso. Este artigo analisa os tratamentos disponíveis no consultório e sugere direcções para a investigação, de modo a que os médicos possam tratar os doentes com base nas melhores evidências. Até que essa

evidência esteja disponível, parece prudente empregar terapias com menor probabilidade de causar danos e que sejam reversíveis.

15. **Amarasena N, Spencer J, Ou Y, Brennan D. (2010)[20]** avaliou a perceção dos dentistas australianos sobre a ocorrência, os factores predisponentes, os factores desencadeantes, o diagnóstico e a gestão da hipersensibilidade dentinária. Neste estudo, oitocentos dentistas foram seleccionados aleatoriamente utilizando a lista de membros da Associação Dentária Australiana e convidados a participar num inquérito baseado num questionário. Dos 295 dentistas que responderam, 284 profissionais privados foram incluídos na análise final. A maioria dos dentistas considerou que a ocorrência de hipersensibilidade da dentina era <20% e mais comum entre os 30-49 anos de idade. De acordo com eles, a abrasão e a recessão gengival foram os principais factores predisponentes, enquanto os estímulos frios foram o desencadeante mais comum. A maioria adoptou uma abordagem baseada no diagnóstico diferencial para diagnosticar a hipersensibilidade dentinária, embora alguns tenham recorrido ao rastreio de rotina. A maioria dos dentistas estava ciente dos mecanismos actuais subjacentes à hipersensibilidade da dentina, enquanto a maioria considerava que os factores predisponentes contínuos eram a principal razão para os túbulos dentinários permanecerem expostos. A estratégia de gestão mais comum empregue pela maioria dos dentistas foi a prescrição de agentes dessensibilizantes para uso doméstico. Concluiu-se que a perceção dos dentistas australianos sobre a hipersensibilidade da dentina é geralmente consistente com o atual consenso científico sobre este assunto.

16. **Eitner S, Bittner C, Wichmann M, Nickenig HJ, Sokol B. (2010)[21]** avaliou a eficácia dos tratamentos convencionais para a hipersensibilidade dentinária (DHS) e a hipnoterapia. Durante um período de 1 mês, todos os pacientes foram examinados numa clínica urbana numa área de serviço de aproximadamente 22.000 habitantes. No total, 102 indivíduos foram incluídos na avaliação. Foram analisados valores de 186 dentes. A comparação entre os diferentes métodos de tratamento (dessensibilizante, fluoretação e hipnoterapia) não mostrou diferenças significativas nas taxas de sucesso. No entanto, uma diferença notável foi observada em termos de início e duração do efeito. Tanto no caso do dessensibilizante como no da hipnoterapia, o início do efeito foi muito rápido. Em comparação com os outros

métodos estudados, os efeitos da hipnoterapia tiveram a duração mais longa. Concluiu-se que a hipnoterapia é tão eficaz como os outros métodos no tratamento da DHS.

17. **Cummins D. (2010)**[22] avaliou o diagnóstico, a epidemiologia, a etiologia e a gestão clínica da hipersensibilidade dentinária, para discutir abordagens técnicas para aliviar a sensibilidade, com especial ênfase na oclusão dos túbulos dentinários e na evidência clínica da eficácia dos dentífricos dessensibilizantes baseados nesta abordagem, e para resumir a ciência por detrás de uma nova tecnologia de dentífrico, baseada em arginina e carbonato de cálcio, e a evidência clínica que prova que proporciona um alívio instantâneo e duradouro da hipersensibilidade dentinária. Estudos clínicos demonstraram que um novo dentífrico, contendo arginina e carbonato de cálcio (conhecido como tecnologia Pro-Argin) com 1450 ppm de flúor, oferece um alívio instantâneo e duradouro da hipersensibilidade dentinária clinicamente comprovado. Três estudos clínicos de 8 semanas demonstraram que este novo dentífrico proporciona uma eficácia estatisticamente superior na redução da sensibilidade aos dentífricos dessensibilizantes líderes de mercado que contêm 2% de iões de potássio. Mais importante ainda, três outros estudos clínicos demonstraram que uma única aplicação tópica direta da pasta dentífrica nos dentes sensíveis, utilizando a ponta do dedo ou um cotonete, seguida de 1 minuto de massagem, resultou num alívio imediato da hipersensibilidade da dentina e que o alívio se manteve com a subsequente escovagem duas vezes por dia. Estudos sobre o mecanismo de ação demonstraram que esta tecnologia sela fisicamente os túbulos dentinários com um tampão que contém arginina, carbonato de cálcio e fosfato. Este tampão, que é resistente às pressões pulpares normais e ao desafio ácido, reduz efetivamente o fluxo de fluido dentinário, aliviando assim a sensibilidade. Uma nova variante branqueadora desta pasta dentífrica dessensibilizante, contendo a tecnologia Pro-Argin, flúor e um sistema de carbonato de cálcio de elevada limpeza, foi agora validada clínica e cientificamente. Este dentífrico funciona através do mesmo mecanismo de ação que o seu homólogo não branqueador e está clinicamente comprovado que proporciona um alívio imediato e duradouro da sensibilidade, ao mesmo tempo que proporciona uma eficácia comprovada na remoção de manchas extrínsecas. Não foi observada qualquer diferença na eficácia dessensibilizante entre as versões branqueadora e não branqueadora.

18. **Winston AE, Charig AJ, Thong S. (2010)**[23] avaliaram e analisaram que a dor da hipersensibilidade dentária resultante da recessão gengival se deve ao movimento do fluido dentro dos túbulos de dentina expostos, causando alterações na pressão sobre o nervo dentro da cavidade pulpar. Um método de tratamento da hipersensibilidade é a oclusão dos túbulos, impedindo o movimento do fluido. Este artigo discute a utilização de uma técnica de penetração de corante, que estabelece este mecanismo de ação para uma pasta dentífrica dessensibilizante com flúor contendo cálcio e fosfato. Dois grupos de dentes intactos foram perfeitamente selados com tinta de esmalte. Foram abertas janelas com 100-micro a 200-micro de profundidade em lados opostos de cada dente, na junção dentina-esmalte, e brevemente gravadas com ácido poliacrílico a 20%. Um lote de dentes foi tratado oito vezes durante 30 minutos cada com uma pasta 1:3 da pasta dentífrica dessensibilizante e outro conjunto com uma pasta semelhante preparada a partir de um controlo sem cálcio e fosfato. Uma solução aquosa de 0,85% de corante fucsina vermelha ácida foi aplicada em cada janela e deixada a secar. Após um breve enxaguamento, os dentes foram seccionados ao longo das janelas. Quase não se observou penetração do corante nos dentes tratados com o dentífrico dessensibilizante; no entanto, foi visível uma penetração extensa através da dentina nos dentes tratados com o controlo. As diferenças na penetração do corante para os dois conjuntos de dentes foram significativas, tanto por medidas subjetivas ($P < 0,001$) quanto objetivas ($P < 0,01$). A oclusão dos túbulos devido aos iões de cálcio e fosfato da pasta dentífrica dessensibilizante é responsável pela sua eficácia na dessensibilização dos dentes.

19. **Gholami GA, Fekrazad R, Esmaiel-Nejad A, Kalhori KA. (2011)**[24] avaliou os efeitos de oclusão dos lasers de Er;Cr:YSGG (P:0.25W,F:20Hz,Pd:140μS), Nd:YAG (P:1W,F:20Hz), CO(2) (P:1W, Pd:50μs), e diodo 810-nm (P:2 W, Pd:30ms) nos túbulos dentinários. Neste Quinze terceiros molares humanos foram recolhidos e seccionados verticalmente nas superfícies vestibular e lingual para produzir dois discos de dentina com 2 mm de espessura. Em seguida, quatro locais para irradiação laser e um local de controlo foram marcados nas áreas cervicais dos discos de dentina. Antes da aplicação do laser, os espécimes foram expostos a uma solução de EDTA a 14% para expor os túbulos dentinários e foram depois avaliados por microscopia eletrónica de varrimento (SEM). Os diâmetros de entrada dos túbulos foram determinados por software "scale-bar" (Phillips Scale-Bar, Phillips, Amesterdão, Países Baixos), especificamente concebido para MEV. Os diâmetros médios dos túbulos foram então

estimados para cada sítio e analisados estatisticamente. Os diâmetros médios de entrada dos túbulos dentinários para Er;Cr:YSGG, díodo de 810 nm, CO(2) e Nd:YAG foram de 1,73, 3,27, 2,10 e 1,64 mícrones, respetivamente, em comparação com 3,52 mícrones antes da irradiação laser. Globalmente, a maior redução no diâmetro médio dos túbulos resultou do laser Nd: YAG (53%). No entanto, a redução do diâmetro tubular em todos os grupos de laser (p<0,05) foi considerada estatisticamente significativa. Em todos os grupos de laser, a fusão da dentina peritubular foi o fenómeno dominante observado. Concluiu-se que os resultados indicam que os lasers Nd: YAG, Er; Cr: YSGG e os lasers de CO(2), através da sua capacidade de fundir a dentina peritubular, podem ocluir parcial ou totalmente os túbulos dentinários, reduzindo assim os sintomas de hipersensibilidade dos pacientes. O laser de díodo de 810 nm selou os túbulos num grau muito inferior, com efeitos negligenciáveis na dessensibilização.

20. **Al-Saud LM, Al-Nahedh HN. (2012)**[25] avaliou e comparou o efeito de oclusão do laser de Nd:YAG e de diferentes agentes dessensibilizadores da dentina em túbulos dentinários humanos. Neste estudo, foram investigados o laser de Nd:YAG (SunLase™ 800) e quatro dessensibilizadores de dentina comercialmente disponíveis e aplicados profissionalmente (dessensibilizador Gluma®, Tenure Quick®, dessensibilizador Quell™ e VivaSens®). Foram utilizados sessenta e quatro molares humanos intactos extraídos. Cada superfície de dentina foi dividida em duas metades através de uma indentação superficial, uma das quais foi utilizada para o tratamento e a outra serviu de controlo. As superfícies de dentina foram condicionadas para remover quaisquer tampões de smear e para imitar os túbulos dentinários abertos da dentina sensível, utilizando ácido etilenodiaminotetracético 0,5 M (pH 7,4) durante dois minutos (aplicado com um microbrush) e depois enxaguadas com uma seringa de ar-água durante 30 segundos. As amostras de laser (n=16) foram divididas aleatoriamente em quatro grupos de quatro amostras cada. Estes grupos eram o grupo da técnica step-up, o grupo de 14 dias, o grupo de um minuto e o grupo de dois minutos. Quarenta e oito amostras foram tratadas com os quatro agentes dessensibilizantes testados e foram divididas aleatoriamente em quatro grupos (n=12/grupo). Cada grupo foi ainda subdividido em três subgrupos (n=4). As amostras do primeiro subgrupo foram tratadas durante 14 dias, enquanto as do segundo subgrupo foram tratadas uma vez. As amostras do

último subgrupo foram fracturadas longitudinalmente após um único tratamento. Todas as amostras foram depois examinadas num microscópio eletrónico de varrimento. A dentina irradiada com laser de Nd:YAG mostrou redução ou obliteração completa do lúmen dos túbulos dentinários; assim, o tratamento modificou a estrutura dentinária original. A superfície da dentina lixiviada no grupo de dois minutos mostrou alterações semelhantes a bolhas na área dos orifícios dos túbulos dentinários. Estatisticamente, o grupo de dois minutos apresentou uma percentagem significativamente maior de túbulos parcial ou totalmente ocluídos do que o grupo de um minuto. Todos os agentes dessensibilizantes estudados produziram oclusão dos túbulos dentinários; no entanto, a aparência dos precipitados, o nível de cobertura e o grau de oclusão dentinária variaram entre os produtos testados. Concluiu-se que, ao longo do período especificado neste estudo, a oclusão e/ou estreitamento dos túbulos dentinários abertos foram alcançados com sucesso com ambas as abordagens de tratamento.

21. **West NX, Lussi A, Seong J, Hellwig E. (2012)**[26] avaliou e reviu a hipersensibilidade dentinária (DHS), discutindo os mecanismos da dor e a etiologia. A literatura foi revista utilizando motores de busca com termos MESH, mecanismos de dor DH e etiologia (incluindo abrasão, erosão e doença periodontal). Na sua investigação, relataram que os túbulos dentinários devem estar patentes desde o ambiente oral até à polpa. A exposição da dentina, normalmente na margem cervical, deve-se a uma variedade de processos que envolvem a recessão gengival ou a perda de esmalte, sendo os factores predisponentes a doença periodontal e o tratamento, o osso alvcolar limitado, o biótipo fino, a erosão e a abrasão. Pensa-se que o atual mecanismo de dor da DHS é a teoria hidrodinâmica. O início e a progressão da DHS são influenciados pelas características dos dentes e do periodonto, bem como pelo ambiente oral e por influências externas. Os factores de risco são numerosos, actuando frequentemente em sinergia e sendo sempre influenciados pela suscetibilidade individual.

22. **Hamlin D, Mateo LR, Dibart S, Delgado E, Zhang YP, DeVizio W. (2012)**[27] avaliou a eficácia clínica de um único tratamento profissional com uma pasta dessensibilizante em consultório seguido de escovagem duas vezes por dia com uma pasta e escova de

dentes dessensibilizantes durante 24 semanas. Neste caso, 100 adultos com hipersensibilidade dentinária confirmada foram distribuídos aleatoriamente em dois grupos. Um grupo recebeu um único tratamento em consultório com uma pasta dessensibilizante contendo 8% de arginina e carbonato de cálcio (comercializada como Colgate Sensitive Pro-Relief Desensitizing Paste e Elmex Sensitive Professional desensitizing paste), após raspagem dentária, seguido de 24 semanas de escovagem duas vezes por dia com uma pasta de dentes dessensibilizante contendo 8% de arginina, carbonato de cálcio com 1450 ppm de flúor como MFP (comercializada como pasta de dentes Colgate Sensitive Pro-Relief e pasta de dentes Elmex Sensitive Professional) e utilizando a escova de dentes Colgate Sensitive Pro-Relief (Grupo de Teste). O outro grupo recebeu um único tratamento em consultório com pasta profiláctica de pedra-pomes Nupro-M, após destartarização dentária, seguido de 24 semanas de escovagem duas vezes por dia com uma pasta de dentes não dessensibilizante contendo 1450 ppm de flúor como MFP e com a escova de dentes Oral-B Indicator (Grupo de Controlo Negativo). A hipersensibilidade foi reexaminada imediatamente após a aplicação do produto no consultório e após 8 e 24 semanas de escovagem duas vezes por dia. Imediatamente após a aplicação profissional do produto, e após 8 e 24 semanas, os indivíduos afectos ao Grupo de Teste demonstraram melhorias estatisticamente significativas na hipersensibilidade da dentina, em comparação com os indivíduos afectos ao Grupo de Controlo Negativo, nas pontuações de sensibilidade tátil (49,8%, 57,5% e 32,9%, respetivamente) e de jato de ar (26,0%, 38,4% e 34,3%, respetivamente). As reduções instantâneas na hipersensibilidade dentinária proporcionadas pela aplicação profissional única de uma pasta dessensibilizante para uso em consultório, contendo 8% de arginina e carbonato de cálcio, foram mantidas pela escovagem duas vezes por dia com a pasta dentífrica com 8% de arginina e carbonato de cálcio com 1450 ppm de fluoreto como MFP e a escova de dentes Colgate Sensitive Pro-Relief durante pelo menos 24 semanas.

23. **Addy M, West NX. (2013)[4]** avaliou e reviu que a hipersensibilidade dentinária (HD) é uma condição dentária comum e dolorosa com uma etiologia multifatorial. A teoria do mecanismo hidrodinâmico para explicar a sensibilidade da dentina também parece se encaixar na DH: lesões que exibem um grande número de túbulos dentinários abertos na

superfície e patentes para a polpa. Por definição, a DH só pode ocorrer quando a dentina fica exposta (localização da lesão) e os túbulos abertos (início da lesão), permitindo assim o aumento do fluxo de fluido nos túbulos aquando da estimulação. A erosão, particularmente devido aos ácidos da dieta, parece desempenhar um papel dominante em ambos os processos. A escovagem dos dentes com a maioria das pastas dentífricas causa, por si só, um desgaste clinicamente insignificante do esmalte, mas é aditiva, ou mesmo sinérgica, à perda erosiva do esmalte. Além disso, a escovagem com pasta de dentes está implicada na recessão gengival "saudável". A escovagem com a maioria das pastas dentífricas remove a smear layer para expor os túbulos e, mais uma vez, pode exacerbar a perda erosiva de dentina. Esses achados implicam, portanto, a escovação com pasta de dente na etiologia da DH. A gestão da condição deve ter a prevenção secundária no centro do tratamento e, por conseguinte, deve considerar em primeiro lugar e acima de tudo a etiologia. Atualmente, as pastas dentífricas com flúor parecem proporcionar poucos benefícios preventivos primários ou secundários para a DH; ingredientes adicionais podem proporcionar benefícios terapêuticos. Os produtos à base de potássio para bloquear a resposta do nervo pulpar têm causado muito debate e são considerados por muitos como não comprovados, o que não deve ser traduzido como ineficazes. Várias tecnologias de pastas dentífricas formuladas para bloquear os túbulos são, a partir de estudos in vitro, in situ e ensaios clínicos controlados, consideradas comprovadas para o tratamento da DH.

24. **West NX, Lussi A, Seong J, Hellwig E. (2013)**[28] avaliou e reviu os mecanismos e a etiologia da dor da DH (incluindo abrasão, erosão e doença periodontal). As muitas hipóteses propostas para a DHS atestam a nossa falta de conhecimento na compreensão dos mecanismos neurofisiológicos, sendo a mais amplamente aceite a teoria hidrodinâmica. Os túbulos dentinários devem estar patentes desde o ambiente oral até à polpa. A exposição da dentina, geralmente na margem cervical, deve-se a uma variedade de processos que envolvem recessão gengival ou perda de esmalte, tendo como factores predisponentes a doença e o tratamento periodontal, osso alveolar limitado, biótipo fino, erosão e abrasão. Concluiu-se que o atual mecanismo de dor da DHS é considerado como sendo a teoria hidrodinâmica. O início e a progressão da DHS são influenciados pelas características dos dentes e do periodonto, bem como pelo ambiente oral e por influências externas. Os

factores de risco são numerosos, actuando frequentemente em sinergia e sendo sempre influenciados pela suscetibilidade individual.

25. **Schmidlin PR, Sahrmann P. (2013)**[29] avaliaram apresentam uma visão geral das estratégias de gestão da hipersensibilidade dentinária (DHS) e resumem e discutem as opções terapêuticas. Foi efectuada uma pesquisa bibliográfica na PubMed para identificar artigos que abordassem a profilaxia e o tratamento da hipersensibilidade dentinária. Concentrámo-nos em meta-análises de ensaios clínicos disponíveis ou controlados. A terapia da DHS deve começar com abordagens profilácticas individuais não invasivas em casa. Segue-se a terapêutica em consultório com agentes dessensibilizantes, precipitantes ou obturadores dos nervos. Se a hipersensibilidade persistir, dependendo dos componentes dos tecidos duros e moles aquando da reavaliação, ou seja, da presença ou ausência de lesões cervicais e do contorno gengival, as restaurações adesivas, incluindo o selamento ou a cirurgia mucogengival, podem ser uma opção. Estas permitem o estabelecimento de uma barreira físico-mecânica. Como o efeito placebo pode desempenhar um papel importante, estratégias adequadas de gestão de pacientes e reforço positivo podem melhorar a gestão da DHS no futuro. Concluiu-se que a manutenção ao longo da vida, sob a premissa de um controlo rigoroso dos factores causais, é crucial na gestão da DHS.

26. **Gernhardt CR. (2013)**[30] avaliou e reviu as diferentes abordagens de diagnóstico disponíveis e os métodos de avaliação utilizados, a fim de sugerir uma base para diagnosticar, monitorizar e medir adequadamente estas condições dolorosas desafiantes relacionadas com a hipersensibilidade dentinária na prática diária e em projectos científicos. Nesta estratégia de pesquisa bibliográfica A PubMed, foram utilizados os seguintes termos MeSH "dentin sensitivity"[MeSH Terms] OR "dentin"[All Fields] AND "sensitivity"[All Fields] OR "dentin sensitivity"[All Fields] OR "dentin"[All Fields] AND "hypersensitivity"[All Fields] OR "dentin hypersensitivity"[All Campos] E "diagnosis"[Subtítulo] OU "diagnosis"[Todos os Campos] OU "diagnosis"[Termos MeSH] E "assessment"[Todos os Campos] E ("methods"[Subtítulo] OU "methods"[Todos os Campos] OU "methods"[Termos MeSH]). Além disso, foram avaliados adicionalmente termos alternativos como "validade", "fiabilidade", "raiz", "cervical", "critérios de

diagnóstico" e "hipersensibilidades". A pesquisa da literatura, incluindo também os termos alternativos e as revistas, revelou apenas um pequeno número de artigos específicos relacionados com o diagnóstico válido, critérios de diagnóstico e métodos de avaliação da hipersensibilidade dentinária. Os resultados destas publicações mostraram que a resposta a diferentes estímulos varia substancialmente de uma pessoa para outra e é, devido a factores individuais, muitas vezes difícil de avaliar corretamente. Além disso, a causa da dor relatada pode variar, e a descrição da história, dos sintomas e do desconforto pelo paciente pode ser diferente de um para outro, não permitindo um diagnóstico fiável e válido. Concluiu-se que o médico dentista, utilizando diariamente uma variedade de técnicas de diagnóstico e de medição, terá muitas vezes dificuldades em diferenciar a hipersensibilidade dentinária de outras condições dolorosas e em avaliar de forma fiável o sucesso de uma terapia conduzida.

27. **LG. (2013)**[31] avaliou e fez uma revisão sobre o flúor para controlar a hipersensibilidade dentinária (DHS) e prevenir a cárie radicular. Nesta estratégia de pesquisa foram incluídos artigos publicados principalmente no PubMed, Medline de outubro de 2000 a outubro de 2011. As pastas dentífricas com flúor mostram um bom efeito nos dentes sensíveis quando combinadas com agentes obstruidores do fluido dentinário, tais como diferentes iões metálicos, potássio e oxalatos. O flúor em solução, gel e verniz proporciona um alívio imediato e a longo prazo da hipersensibilidade da dentina e do branqueamento. Em combinação com a tecnologia laser, obtém-se um efeito positivo adicional limitado. A prevenção de cáries radiculares é favorecida por pasta dentífrica com 5.000 ppm F e por bochechos com soluções de flúor com 0,025-0,1% F, como a aplicação de gel de flúor ou verniz de flúor três a quatro vezes por ano. As medidas de flúor com pastilhas, pastilhas elásticas, palitos de dentes e fio dental podem ser questionadas devido à relação custo-eficácia desfavorável. Concluiu-se que a maioria das preparações de flúor em combinação com agentes de obstrução do fluido dentinário são benéficas para reduzir a DHS. A prevenção da cárie radicular é favorável com concentrações mais elevadas de flúor, por exemplo, na pasta de dentes.

28. **Maurin JC, Couble ML, Thivichon-Prince B, Magloire H. (2013)**[32] avaliou e reviu a condição clínica encontrada diariamente pelos profissionais e constitui os sintomas de hipersensibilidade dentinária, uma dor dentária comum que afecta em média 30% da população. No entanto, a gestão desta patologia nem sempre é eficaz devido à falta de conhecimento, particularmente no que diz respeito aos meios pelos quais os sinais nociceptivos dentários são transduzidos. Os mecanismos subjacentes à sensibilidade da dentina ainda não são claros, provavelmente devido à complexidade estrutural e funcional dos intervenientes, incluindo os odontoblastos, as terminações nervosas e o fluido dentinário que corre nos túbulos dentinários. A situação espacial única dos odontoblastos, células ciliadas em estreita relação com os terminais nervosos, sugere que podem desempenhar um papel fundamental na transdução dos eventos sensoriais que ocorrem no tecido dentinário. Os nossos estudos identificaram canais iónicos potenciais receptores transientes mecano-termosensíveis (TRPV1-4, TRPA8, TRPM3, KCa, TREK-1, PC1, PC2) localizados na membrana odontoblástica e na base do cílio. Podem detetar variações de temperatura ou movimentos do fluido dentinário no interior dos túbulos. Além disso, vários canais de sódio dependentes de voltagem conferem propriedades excitáveis aos odontoblastos em resposta à injeção de correntes despolarizantes. In vivo, estes canais co-localizam-se com terminações nervosas no pólo apical dos odontoblastos, e o seu padrão de expressão parece estar correlacionado com a distribuição espacial dos canais KCa activados por estiramento. Todos estes dados reforçam a hipótese de que os odontoblastos poderiam atuar como células sensoriais capazes de transmitir sinais nociceptivos. No entanto, a forma como as células detectam os sinais e como estes são transmitidos aos axónios representa a principal questão a resolver.

29. **Trushkowsky RD, Garcia-Godoy F. (2014)**[33] avaliou que a hipersensibilidade dentinária (DHS) é uma condição dolorosa que afecta até 57% da população adulta. Ela ocorre como resultado da exposição da dentina ao ambiente oral. A garantia do diagnóstico correto desta condição baseia-se na história e no exame. Um rastreio oral da DHS deve incluir elementos como a história do doente, o exame clínico que inclui radiografias, uma variedade de testes, a identificação de factores de risco e um diagnóstico diferencial. A compreensão do fluido dentinário e dos odontoblastos também é benéfica para o diagnóstico.

30. **Benoist FL, Ndiaye FG, Faye B, Bane K, Ngom PI, Ndong PM. (2014)**[34] avaliado para avaliar o conhecimento e a atitude de gestão dos dentistas relativamente à hipersensibilidade dentinária. O estudo envolveu todos os dentistas dos sectores privado e público, a exercer no Senegal. Os seguintes dados foram solicitados aos dentistas inquiridos utilizando um questionário anónimo; dados sociodemográficos (ou seja, idade, sexo, área de atividade, etc.) e conhecimentos sobre o fator desencadeante, tipo de dor, diagnóstico, procedimentos preventivos e curativos. Dos 238 médicos dentistas que receberam o questionário, 68,9% devolveram os formulários corretamente preenchidos. Eram 116 do sexo masculino e 48 do sexo feminino, com idade média de 41,99 ± 8,50 anos. Oitenta e três por cento dos participantes tinham uma boa compreensão das características da dor relacionada com a DH e 92% reconheceram os estímulos químicos e térmicos como factores desencadeantes, enquanto os estímulos mecânicos não foram evocados. Muitos dos inquiridos (90,9%) não faziam ideia do mecanismo de transmissão da dor através da dentina. Relativamente à técnica de diagnóstico, 68% utilizam estímulos mecânicos para provocar dor na DH. Relativamente ao procedimento de tratamento, a utilização de pasta dentífrica dessensibilizante é a opção mais escolhida, seguida da aplicação tópica profissional de flúor. Concluiu-se que se recomenda a incorporação de conhecimentos científicos básicos sobre dor orofacial e competências para gerir condições dolorosas como a hipersensibilidade dentinária. Além disso, as instituições reguladoras da saúde devem tornar a formação dentária contínua um requisito para preservar a licença dentária.

31. **West N, Seong J, Davies M. Hipersensibilidade da dentina. (2014)**[35] avaliou e analisou que a hipersensibilidade dentinária é uma condição comum de dor oral que afecta muitos indivíduos. A etiologia é multifatorial; no entanto, nos últimos anos, a importância da erosão tornou-se mais evidente. Para que a hipersensibilidade da dentina ocorra, a lesão deve primeiro localizar-se na superfície do dente e depois iniciar-se nos túbulos de dentina expostos que estão patentes na polpa. Pensa-se que o sintoma de dor curta e aguda deriva da teoria da dor hidrodinâmica e, apesar de transitória, é persistente, afectando a qualidade de vida. É provável que esta condição de dor episódica se torne uma queixa dentária mais frequente no futuro, devido ao aumento da longevidade da dentição e ao aumento do desgaste dentário, particularmente entre os jovens adultos. Atualmente, estão disponíveis muitos regimes de tratamento eficazes, em particular vários produtos de venda livre de uso

doméstico. Os princípios básicos do tratamento são a alteração do fluxo de fluido nos túbulos dentinários com oclusão dos túbulos ou a modificação ou bloqueio químico do nervo pulpar.

32. **França IL, Sallum EA, Do Vale HF, Casati MZ, Sallum AW, Stewart B. (2015)**[36] avaliou a eficácia na redução da hipersensibilidade dentinária (DHS) de um sistema dessensibilizante combinado em consultório e uso doméstico, cada produto contendo 8% de arginina e carbonato de cálcio (Teste), após um procedimento de raspagem dentária, em comparação com a combinação de uma pasta profilática convencional e um dentifrício de nitrato de potássio (Controle), em um grupo de pacientes com hipersensibilidade dentinária conhecida. Neste estudo clínico de 8 semanas, com 50 indivíduos, foi conduzido em Piracicaba, São Paulo, Brasil, usando um desenho duplo-cego/dois tratamentos. As avaliações da sensibilidade ao sopro de ar foram utilizadas para comparar a eficácia das duas abordagens, utilizando tanto a escala de Schiff como uma escala visual analógica (EVA). Imediatamente após a profilaxia, o tratamento de Teste proporcionou uma redução significativa da DHS quando comparada com os valores de base (VAS = 26,2% e Schiff = 29,1%), enquanto que para o tratamento de Controlo esta diferença não foi estatisticamente significativa (VAS = 8,1% e Schiff = 6,6%). A comparação entre os grupos após a profilaxia mostrou uma maior redução da DHS para o tratamento Teste (P < 0,05). As reduções na DHS após 2, 4 e 8 semanas foram significativas para ambos os grupos, porém, ao considerar a escala de Schiff, o tratamento Teste proporcionou maior redução da DHS após 2 semanas (44,5% para Teste versus 27,7% para Controle) e 4 semanas (55,2% para Teste e 40,5% para Controle), enquanto que após 8 semanas não houve diferença significativa entre os grupos (71,1% para Teste versus 61,1% para Controle).

33. **Kopycka-Kedzierawski DT, Meyerowitz C, Litaker MS, Chonowski S, Heft MW, Gordan VV, Yardic RL, Madden TE, Reyes SC, Gilbert GH. (2017)**[37] avaliou as abordagens de gestão da DH entre os dentistas dos Estados Unidos. Neste estudo, cento e oitenta e cinco clínicos da National Dental Practice-Based Research Network preencheram um questionário sobre os seus métodos preferidos para diagnosticar e gerir a DH no contexto da prática clínica, e as suas crenças sobre os factores predisponentes da DH. Quase

todos os dentistas (99%) referiram utilizar mais do que um método para diagnosticar a DH. Mais frequentemente, referiram a utilização de relatos espontâneos dos doentes, juntamente com a exclusão de outras causas de dor oral através de exame clínico direto (48%); seguido da aplicação de um jato de ar (26%), da aplicação de água fria (12%) e da obtenção de relatos dos doentes após consulta do dentista (6%). Na gestão da DH, a primeira escolha mais frequente foi a pasta dentífrica dessensibilizante de nitrato de potássio, de venda livre (OTC) (48%), seguida dos fluoretos (38%) e do glutaraldeído/HEMA (3%). Um total de 86% dos inquiridos referiu utilizar uma combinação de produtos no tratamento da DH, utilizando mais frequentemente verniz fluoretado e pasta dentífrica dessensibilizante de nitrato de potássio OTC (70%). O fator predisponente mais frequente que conduz à DH, tal como referido pelos profissionais, foi a recessão gengival (66%), seguida de abrasão, erosão, lesões de abfracção/atrição (59%) e bruxismo (32%). Concluiu-se que a maioria dos profissionais da rede utiliza vários métodos para diagnosticar e tratar a DH. As pastas dentífricas dessensibilizantes de nitrato de potássio de venda livre e as formulações de flúor são os produtos mais utilizados para tratar a DH no contexto da prática dentária.

34. **Kopycka-Kedzierawski DT, Meyerowitz C, Litaker MS, Heft MW, Tasgaonkar N, Day MR, Porter-Williams A, Gordan VV, Yardic RL, Lawhorn TM, Gilbert GH (2017)**[38] avaliou os tratamentos recomendados para gerir a DH entre os dentistas nos Estados Unidos. Os autores realizaram um estudo multicêntrico de 1.862 pacientes com DH que receberam um diagnóstico e foram tratados por 171 dentistas com a The National Dental Practice-Based Research Network. Neste estudo, o tratamento mais comum recomendado foi a pasta dentífrica dessensibilizante de nitrato de potássio de venda livre (isoladamente ou em combinação com outros tratamentos) para 924 dos 1862 pacientes (50%). Seguiu-se a aplicação de verniz fluoretado (FV) em 516 doentes (28%) e a prescrição de pasta dentífrica fluoretada em 314 doentes (17%). Foram recomendados tratamentos de restauração a 151 doentes (8%). A recomendação de tratamento único mais comum foi a pasta dentífrica dessensibilizante de nitrato de potássio OTC, recomendada a 335 doentes (18%). A combinação mais frequente de 2 modalidades de tratamento foi a FV e a pasta dentífrica dessensibilizante de nitrato de potássio OTC, recomendada a 100 doentes (5%). Um total de 890 de 1862 doentes (48%) com DH recebeu uma recomendação para 1 modalidade de tratamento e 644 de

1862 doentes (35%) receberam uma recomendação para uma combinação de 2 modalidades de tratamento, mais frequentemente uma aplicação de FV juntamente com pasta dentífrica dessensibilizante de nitrato de potássio OTC (100/1 862; 5%). Concluiu-se que a pasta dentífrica dessensibilizante de nitrato de potássio OTC e os produtos fluoretados foram os produtos mais amplamente recomendados para gerir a DH no contexto da prática clínica.

35. **Varoni EM, Zuccheri T, Carletta A, Palazzo B, Cochis A, Colonna M, Rimondini L. (2017)**[39] avaliou o desempenho in vitro do novo hidrogel de oxalato de potássio como agente remineralizante e dessensibilizante. Discos gravados de dentina humana foram tratados durante 10 ou 20 minutos utilizando o hidrogel testado, para imitar uma aplicação profissional com protecções bucais dentárias. Os discos de dentina foram avaliados em termos de índices de permeabilidade num sistema cheio de fluido, a morfologia da superfície foi avaliada por microscopia eletrónica de varrimento e as propriedades estruturais foram estudadas por análise de difração de raios X. O hidrogel de oxalato de potássio reduziu significativamente a permeabilidade da dentina, de forma dependente do tempo, e ocluiu a maioria dos túbulos dentinários patentes através da precipitação de cristais, formando uma camada remineralizada. Após o tratamento com o hidrogel, foi aplicada uma solução ácida (pH 4,2) aos discos durante 30 s, ou 1, 2 ou 5 min, de modo a reproduzir uma acidez oral semelhante à da placa bacteriana, e análises posteriores mostraram uma boa resistência da camada remineralizada ao desafio ácido. O hidrogel à base de oxalato de potássio apresentou um melhor desempenho em relação aos produtos comercialmente disponíveis e à saliva artificial, afigurando-se um candidato promissor para o tratamento da hipersensibilidade dentinária.

36. **Moraschini V, da Costa LS, Dos Santos GO. (2018)**[40] realizou uma revisão sistemática e meta-análise comparando a eficácia dos tratamentos em casa ou em consultório para hipersensibilidade dentinária. Para isso, foi realizada uma busca eletrônica sem restrição de datas ou idiomas em quatro bases de dados eletrônicas até março de 2017. Além disso, também foram realizadas pesquisas manuais em revistas

regulares e na literatura cinzenta. Para desenvolver a estratégia de pesquisa, foram formuladas questões clínicas utilizando o método PICOS. Os critérios de elegibilidade incluíram ensaios clínicos randomizados (RCTs) que compararam a eficácia de diferentes agentes para o tratamento da hipersensibilidade dentinária por meio de oclusão química, oclusão física, dessensibilização nervosa ou fotobiomodulação (terapia de luz de baixo nível). Vinte e cinco ECRs (16 paralelos; 9 boca dividida), publicados de 1992 a 2016, foram incluídos. Os resultados da meta-análise mostraram que os subgrupos em consultório tratados com oclusão química ou física dos túbulos dentinários e dessensibilização do nervo tiveram uma diferença estatisticamente significativa em relação ao placebo, com $P < 0,00001$, $P < 0,00001$ e $P = 0,02$, respetivamente. Para os tratamentos em casa, os resultados da meta-análise mostraram que apenas os subgrupos tratados com oclusão química dos túbulos dentinários e dessensibilização nervosa apresentaram uma diferença estatisticamente significativa em relação ao placebo, com $P < 0,00001$ e $P = 0,03$, respetivamente. Concluiu-se que os resultados da meta-análise par a par sugerem que, entre os tratamentos em consultório, a oclusão dos túbulos dentinários (seja química ou física) e a dessensibilização do nervo proporcionam os melhores resultados para o tratamento da hipersensibilidade dentinária. Relativamente aos tratamentos em casa, apenas a oclusão química dos túbulos dentinários e a dessensibilização do nervo mostraram uma eficácia de tratamento superior à do placebo e a diferença foi estatisticamente significativa.

37. **Amaechi BT, Lemke KC, Saha S, Gelfond J. (2018)**[41] avaliou a eficácia do creme dentário de nanohidroxiapatite (nHAP) Apadent Pro (Sangi) para aliviar a hipersensibilidade da dentina (DHS), em comparação com um creme de controlo positivo contendo 20% de sílica pura (Sílica). Neste ensaio clínico duplamente cego, aleatório e de grupos paralelos, os pacientes diagnosticados com DHS e qualificados para participar foram distribuídos aleatoriamente em dois grupos, nHAP (n=25) e Sílica (n=26). A sensibilidade inicial e pós-tratamento dos indivíduos foi avaliada utilizando duas escalas de dor, uma Escala de Dor Dentária (DPS) de quatro pontos seguida de uma Escala Visual Analógica (VAS) linear, após a aplicação de estímulos

de gelo e ar. Os indivíduos utilizaram moldeiras personalizadas para aplicar o respetivo creme durante 5 minutos, uma vez por dia, após a escovagem com pasta dentífrica com flúor padrão. A sensibilidade pós-tratamento (eficácia) foi avaliada de 2 em 2 semanas durante 8 semanas. Os resultados médios do tratamento (variação percentual em relação à linha de base) em cada momento foram comparados utilizando o teste Tukey HSD para multiplicidade ($P<0,05$). Com estímulos de ar ou frio, a EVA e a DPS indicaram uma redução significativa ($P<0,001$) na DHS em cada ponto de tempo com nHAP ou Sílica. Comparando as escalas de dor, a EVA não mostrou diferença significativa na redução da DHS entre os produtos com ar ou frio. No entanto, com o DPS, a redução da DHS foi significativamente ($P<0,05$) melhor com a sílica do que com o nHAP em todos os pontos de tempo com o frio, e às 2, 4 e 8 semanas com o ar. Concluiu-se que ambos os cremes dentários Apadent Pro nHAP e Sílica são eficazes na promoção do alívio dos sintomas da DHS. Ao comparar a eficácia dos dois compostos no alívio da DHS, os resultados das duas escalas de dor foram conflitantes.

38. **Litaker MS, Kopycka-Kedzierawski DT, Rindal DB, Fellows JL, Heft MW, Meyerowitz C, Chonowski S, Gilbert GH (2019)**[42] avaliado no âmbito do estudo Gestão da Hipersensibilidade Dentária (MDH), teve como objetivo avaliar o valor potencial das respostas dos médicos ao questionário sobre o tratamento típico que fornecem para a gestão da hipersensibilidade dentinária (DH), avaliando a concordância entre estas respostas e as recomendações subsequentemente observadas registadas durante os exames clínicos reais. Neste estudo, um total de 171 profissionais inscritos na National Dental Practice-Based Research Network preencheram um questionário e um estudo clínico sobre os métodos que utilizam para tratar a hipersensibilidade dentinária. O questionário solicitava produtos de primeira, segunda e terceira escolha quando prescreviam ou recomendavam o tratamento da hipersensibilidade dentinária. A concordância foi calculada para os produtos/recomendações de primeira escolha e para a inclusão nas três principais escolhas, conforme identificadas pelos profissionais, de 11 opções de tratamento listadas. Foram calculadas a percentagem global de concordância e a estatística kappa de Cohen, com os respectivos intervalos de confiança (IC) de 95%. Também foram avaliadas as associações entre as características dos profissionais e a concordância.

Para modalidades de tratamento individuais, a percentagem de concordância variou entre 63 e 99%, consoante o item específico. A percentagem de concordância entre o tratamento típico e o tratamento efetivo para as três principais modalidades de tratamento de cada profissional, como um agrupamento combinado, variou entre 61 e 100%. Quando estes mesmos pares de concordância foram quantificados para ter em conta a concordância acima do esperado por acaso, os valores de kappa foram fracos a baixos. Concluiu-se que a concordância entre os cenários clínicos hipotéticos e as escolhas de tratamento efectuadas pelos mesmos dentistas na prática clínica real mostrou níveis moderados a elevados de concordância percentual, mas os valores de kappa de Cohen sugeriram níveis relativamente baixos de concordância para além do esperado pelo acaso. Esta análise vem juntar-se ao trabalho mais alargado da rede, que observou agora uma vasta gama de concordância entre cuidados hipotéticos e reais, dependendo do diagnóstico ou tratamento específico em consideração. Os dados do questionário para a DH podem servir como um complemento útil aos dados clínicos relativos às recomendações de tratamento, mas a concordância não foi suficientemente elevada para justificar a utilização de questionários isoladamente para caraterizar os padrões de tratamento para esta doença específica.

39. **Felix J, Ouanounou A. (2019)**[43] avaliou e reviu que a hipersensibilidade dentinária, uma condição comum, é descrita como uma dor aguda resultante da exposição dos túbulos dentinários abertos ao ambiente oral em resposta a um conjunto variado de estímulos. Por vezes, é uma condição difícil de diagnosticar, porque o diagnóstico é de exclusão e todas as outras causas potenciais devem ser examinadas primeiro. A heterogeneidade desta apresentação, que vai desde um pequeno incómodo para o doente até uma perturbação quase incapacitante da qualidade de vida, juntamente com a vasta gama de estratégias de tratamento, coloca desafios ao clínico. Todos os profissionais de medicina dentária devem estar familiarizados com a hipersensibilidade dentinária, de modo a poderem aliviar eficazmente a dor dos doentes.

40. **Liu XX, Tenenbaum HC, Wilder RS, Quock R, Hewlett ER, Ren YF. (2020)**[44] avaliado e revisto embora a hipersensibilidade dentinária (DHS) seja uma das queixas mais comuns

dos pacientes em clínicas dentárias, não existem directrizes universalmente aceites para o diagnóstico diferencial, bem como para a seleção de modalidades de tratamento fiáveis para esta condição. Os mecanismos neurosensoriais subjacentes à SSD permanecem pouco claros, mas os movimentos de fluidos dentro dos túbulos dentinários expostos, ou seja, a teoria hidrodinâmica, tem sido uma explicação amplamente aceite para a dor da SSD. Como várias condições dentárias têm sintomas que imitam a DHS em diferentes fases da sua progressão, o diagnóstico e o tratamento da DHS são muitas vezes confusos, especialmente para médicos dentistas inexperientes. Neste documento, apresentamos uma revisão actualizada dos factores de risco que desempenham um papel no desenvolvimento e na cronicidade da DHS e resumimos os princípios e estratégias actuais para o diagnóstico diferencial e a gestão da DHS nos consultórios dentários. Iremos delinear a etiologia, os factores predisponentes e os mecanismos putativos subjacentes à DHS, e fornecer princípios e indicações para o seu diagnóstico e tratamento. Embora a dessensibilização continue a ser a primeira escolha para a SHD para muitos médicos dentistas e a maioria dos agentes dessensibilizantes reduza os sintomas da SHD através da oclusão dos túbulos dentinários patentes, o resultado a longo prazo desse tratamento é incerto. Com uma melhor compreensão dos mecanismos nociceptivos subjacentes à SHD, espera-se que surjam novas terapias promissoras que proporcionem um alívio mais eficaz aos doentes com SHD.

41. **Zeola LF, Teixeira DNR, Galvão ADM, Souza PG, Soares PV. (2020)**[45] avaliou como os dentistas brasileiros percebem e gerenciam a hipersensibilidade dentinária (HD) em sua rotina clínica. Para isso, uma pesquisa baseada em questionário de 13 itens foi desenvolvida e enviada eletronicamente para uma amostra de conveniência de dentistas. O questionário avaliou as características pessoais e da prática odontológica da amostra, a ocorrência de HD na sua prática clínica diária e as estratégias de gestão. Os dados foram analisados descritivamente e em conjunto com o teste do qui-quadrado (a = 0,05). Foram obtidas 353 respostas no período de setembro de 2017 a março de 2018. De todos os entrevistados, 62% eram do sexo feminino, 49,9% relataram menos de cinco anos de prática odontológica e 70,5% foram auto-identificados como profissionais privados. A maioria dos dentistas relatou uma frequência estimada (30-60%) de pacientes com DH em sua prática. O fator desencadeante da DH mais frequentemente citado (91,79%) foi o jato de ar e/ou o arranhar com uma sonda. A estratégia de primeira escolha para gerir a DH foi um

dessensibilizador de dentina (48,16%). O número de anos de prática clínica não influenciou significativamente a frequência de recidivas de DH (p = 0,76), nem considerou o tratamento da DH como um problema (p = 0,22). Os presentes achados indicam que, independentemente da experiência clínica, os dentistas no Brasil ainda consideram o manejo da DH um desafio em sua prática odontológica diária. Além disso, os resultados sugerem que diretrizes devem ser desenvolvidas para disseminar o conhecimento disponível sobre essa condição de forma a influenciar os processos de tomada de decisão entre os profissionais.

42. **Pałka ŁR, Rybak Z, Kuropka P, Szymonowicz MK, Kiryk J, Marycz K, Dobrzyński M. (2020)**[46] avaliou a comparação da eficácia de oclusão e durabilidade de 3 agentes dessensibilizantes comercialmente disponíveis com uma composição farmacêutica desenvolvida pelos autores à base de hidroxiapatita (HAp). Neste experimento, 40 espécimes de dentina em forma de disco (5 mm de espessura) foram obtidos de dentes humanos extraídos. Cada disco foi dividido em 4 secções, de modo a que cada agente dessensibilizante pudesse ser aplicado a cada espécime e preparado para posterior avaliação em condições mais homogéneas. A composição química das superfícies de dentina foi analisada através de microscopia eletrónica de varrimento (SEM) equipada com um espetroscópio de raios X por dispersão de energia (EDS), infravermelhos por transformada de Fourier (FTIR) e técnicas de espectros Raman. Os espécimes foram imersos numa solução de saliva artificial durante 24 h, 48 h e 7 dias para avaliar a durabilidade das camadas e a eficácia da obliteração dos túbulos. A análise dos dados foi efectuada utilizando o teste t de Student com um valor médio de distribuição normal a uma variância desconhecida com um desvio padrão (DP) de σ-0,4. Todos os grupos de teste mostraram algum grau de oclusão dos túbulos dentinários ou uma camada de cobertura, mas a composição à base de HAp provou ser a mais duradoura. Concluiu-se que a composição farmacêutica desenvolvida cria um revestimento na superfície da dentina constituído por cristais de hidroxiapatite de 10-20 μm, que provavelmente constituem um reservatório de iões de cálcio e fosfato, bem como cristais mais pequenos (0,2-0,3 μm) que ocluem os túbulos dentinários. Concluiu-se que a composição contendo hidroxiapatite biocompatível ocluiu eficazmente os túbulos dentinários e, por conseguinte, apresenta um potencial para reduzir a dor e o desconforto causados pela hipersensibilidade da dentina.

43. **Xia Y, Yang ZY, Li YH, Zhou Z. (2020)**[47] avaliou o efeito dessensibilizante da pasta de dentes contendo os ingredientes activos de um extrato de Galla chinensis, tanto in vitro como em pacientes com hipersensibilidade dentinária. Neste estudo, noventa e oito pacientes com hipersensibilidade dentinária foram divididos em dois grupos de estudo e receberam pasta dentífrica contendo os ingredientes activos do extrato de Galla chinensis e fluoreto de sódio, ou uma pasta dentífrica de controlo contendo apenas fluoreto de sódio. As avaliações incluíram o teste de estimulação tátil e a escala de sensibilidade ao ar frio de Schiff, que foram realizados no exame inicial e após 4 e 8 semanas de escovagem dentária. Vinte e cinco prémolares humanos intactos de 24 pacientes com hipersensibilidade dentinária foram preparados e divididos aleatoriamente em quatro grupos, o grupo de base não tratado, o grupo de estudo, o grupo de controlo positivo e o grupo de controlo. Após a escovagem com diferentes pastas dentífricas durante 7 dias, os efeitos no selamento dos túbulos dentinários em cada grupo foram determinados por microscopia eletrónica de varrimento (SEM), e o grau de obstrução dos túbulos dentinários e o diâmetro dos túbulos dentinários abertos foram calculados. Em que a pasta de dentes contendo os ingredientes activos de Galla chinensis e fluoreto de sódio reduziu significativamente o grau de hipersensibilidade dentinária quando comparada com a pasta de dentes contendo apenas fluoreto de sódio após 4 semanas e 8 semanas de utilização. A pasta de dentes contendo os ingredientes activos da Galla chinensis reduziu significativamente o número e o diâmetro dos túbulos dentinários abertos. Concluiu-se que a pasta de dentes que continha os ingredientes activos da Galla chinensis e fluoreto de sódio reduziu os sintomas de hipersensibilidade dentinária ao selar os túbulos dentinários.

44. **Trushkowsky RD, Oquendo A. (2021)**[48] evaluated A hipersensibilidade dentinária é exemplificada por dor breve, aguda e bem localizada em resposta a estímulos térmicos, evaporativos, tácteis, osmóticos ou químicos que não podem ser atribuídos a qualquer outra forma de defeito ou patologia dentária. A dor pulpar é geralmente mais prolongada, baça, dolorosa e mal localizada e dura mais tempo do que o estímulo aplicado. Até 30% dos adultos apresentam hipersensibilidade dentinária em algum momento. As técnicas actuais de tratamento podem ser de natureza transitória e os resultados nem sempre são previsíveis. Dois métodos de tratamento da hipersensibilidade dentinária são a oclusão tubular e o bloqueio da atividade nervosa. É necessário efetuar um diagnóstico diferencial antes de qualquer tratamento.

45. **Murugesan S, Kumar P, Reddy BN, Arumugam K, Mohankumar P, Chandrasekaran K. (2021)**[49] avaliou a eficácia de um novo verniz à base de própolis contra os dois vernizes convencionais em avaliações quantitativas e qualitativas da oclusão dos túbulos dentinários e da resistência a desgastes erosivos e abrasivos, utilizando o microscópio eletrónico de varrimento (SEM). Trinta pré-molares humanos livres de cárie extraídos por razões ortodônticas foram incluídos no estudo. O grupo experimental foi feito com base no tratamento recebido e dividido em três grupos. Grupo A: ClinProXT Varnish ($n = 10$), Grupo B: MI Varnish ($n = 10$), e Grupo C: Verniz de Própolis ($n = 10$). Os dentes foram limpos e a decoração da coroa foi feita com discos de dentina. Foram preparadas amostras de dentina com dimensões de $4 \times 4 \times 2$ mm, que foram submetidas a acabamento e polimento. As amostras foram submersas em solução de EDTA durante um período de cinco minutos para abrir os túbulos dentinários. Seguiu-se o tratamento com vernizes e a sujeição a um desafio ácido-abrasivo. Os espécimes foram analisados com um analisador de imagem ligado ao SEM para a verificação do número de túbulos dentinários abertos. O parâmetro avaliado no MEV inclui o tamanho, a topografia e as características da superfície dos túbulos dentinários. O potencial de obliteração dos túbulos dentinários foi avaliado com imagens de MEV. Adicionalmente, a perda de superfície da dentina e a resistência ao desgaste ácido e abrasivo também foram avaliadas por MEV. Os dados foram analisados com uma análise de variância de duas vias (ANOVA) com o teste post hoc de Tukey. O verniz MI causou maior obliteração dos túbulos dentinários seguido do verniz ClinproXT. O verniz de própolis apresentou a menor obliteração dos túbulos dentinários entre os grupos experimentais testados. Após o desafio ácido-abrasivo, o Verniz de Própolis mostrou-se mais eficiente com menor perda de material entre os grupos experimentais testados. Não houve diferença significativa entre os grupos do verniz MI e do verniz ClinProXT. Concluiu-se que a simulação de lesões de hipersensibilidade, imitando o cenário clínico, foi uma tarefa desafiante neste estudo *in vitro*. Todos os vernizes testados no estudo tiveram uma boa eficácia no tratamento da hipersensibilidade dentinária (HD). De entre os materiais testados, o verniz à base de própolis apresentou uma boa resistência à perda de material após sujeição a um desafio ácido-abrasivo. O verniz MI à base de fosfopeptídeo de caseína (CPP) e fosfato de cálcio amorfo (ACP) teve uma boa eficácia na obliteração dos túbulos dentinários entre os materiais testados. Foi prudente selecionar os vernizes com uma boa eficácia a longo prazo para sobreviver no cenário clínico, o que continua a ser uma tarefa difícil para os clínicos.

46. **Aminoshariae A, Kulild JC. Conceitos actuais de hipersensibilidade dentinária.** (2021)[50] avaliou a prevalência da dor dentária, muito menos estudos se centraram nos mecanismos da dor dentária. Esta é uma lacuna importante porque uma maior compreensão dos mecanismos da dor dentária pode levar a melhores testes de diagnóstico ou intervenções terapêuticas. O objetivo deste estudo foi fazer uma revisão exaustiva da literatura sobre os mecanismos da sensibilidade dentária. Para o efeito, foram pesquisados no PubMed e no Ovid artigos que abordassem a dor dentária e/ou a sensibilidade pulpar. Devido à amplitude da investigação, que vai desde estudos celulares/moleculares a ensaios clínicos, foi construída uma revisão narrativa sobre os mecanismos da sensibilidade dentinária com base na literatura. Foram propostos cinco mecanismos diferentes para a sensibilidade dentinária: (1) a teoria hidrodinâmica clássica, (2) a inervação direta dos túbulos dentinários, (3) a neuroplasticidade e a sensibilização dos nociceptores, (4) os odontoblastos que servem de receptores sensoriais e (5) os algoneurónios. Concluiu-se que essas teorias não são mutuamente exclusivas, e é possível que várias delas contribuam para a sensibilidade dentinária. Além disso, as respostas pulpares à lesão tecidual podem alterar a contribuição relativa desses mecanismos. Por exemplo, a inflamação pulpar pode levar à formação de brotos neuronais e à sensibilização periférica. O conhecimento destes mecanismos pode levar ao desenvolvimento de fármacos terapêuticos que tenham como objetivo interromper estes mecanismos, conduzindo a tratamentos mais eficazes para a dor pulpar.

47. **Ramli R, Ghani N, Taib H, Mat-Baharin NH. (2022)[51]** avaliou que a prevalência da hipersensibilidade dentinária (HD) está a aumentar em todo o mundo. Pelo menos um em cada 10 indivíduos da população em geral foi diagnosticado com DH. É um diagnóstico que tem efeitos negativos significativos na qualidade de vida relacionada com a saúde oral de uma pessoa. Esta condição, que se caracteriza por dor dentária aguda e curta em resposta a estímulos térmicos, químicos, tácteis e evaporativos, é mais comum em adultos. A DH tem um enorme impacto nos aspectos sociais e financeiros dos pacientes e da sociedade em geral. É essencial reconhecer os factores que podem contribuir para um resultado de tratamento bem sucedido, de modo a garantir o bem-estar geral dos doentes com DH. Neste estudo, destacam-se as estratégias que podem conduzir a resultados de tratamento bem sucedidos da DH, juntamente com actualizações sobre os mecanismos da DH, as opções de

tratamento e as mais recentes abordagens de gestão. Um resultado positivo no tratamento da DH requer um esforço concertado tanto do doente como do médico dentista. Pacientes altamente motivados e médicos dentistas com conhecimentos sólidos sobre o diagnóstico da DH e as opções de tratamento disponíveis assegurarão uma melhoria bem sucedida a longo prazo dos sintomas da DH.

48. **Grover V, Kumar A, Jain A, Chatterjee A, Grover HS, Pandit N, Satpathy A, Madhavan Pillai BR, Melath A, Dhruvakumar D, Thakur R, Joshi NV, Deshpande N, Dadlani H, Meenakshi AA, Ashok KP, Reddy KV, Bhasin MT, Salaria SK, Verma A, Gaikwad RP, Darekar H, Amirisetty R, Phadnaik M, Karemore V, Dhulipalla R, Mody D, Rao TS, Chakarpani S, Ranganath V. (2022)**[52] avaliou que a hipersensibilidade dentinária (HD) é uma preocupação crescente na medicina dentária clínica que causa dor e desconforto e afecta negativamente a qualidade de vida dos pacientes. A Sociedade Indiana de Periodontologia realizou um inquérito a nível nacional, envolvendo 3000 dentistas em dezembro de 2020, que revelou lacunas de conhecimento significativas em relação à DH, nomeadamente, subdiagnóstico, diagnóstico diferencial incorreto e estratégias/recomendações de tratamento para a gestão de pacientes com DH na prática clínica diária. O presente documento foi concebido e conceptualizado para atualizar os dentistas indianos praticantes relativamente ao chamado enigma da medicina dentária "Hipersensibilidade da Dentina", com base nas melhores evidências contemporâneas disponíveis. Foi constituído um painel de peritos, composto por 30 especialistas de todo o país, que, após uma extensa revisão da literatura e discussões em grupo, formulou estas recomendações. O painel defendeu o rastreio de rotina de todos os pacientes dentados relativamente a áreas de dentina exposta e DH para evitar o subdiagnóstico da doença e sugeriu uma gestão preventiva precoce. São também fornecidas directrizes/recomendações consensuais para a utilização de agentes dessensibilizantes (AD) em casa, incluindo a utilização de agentes à base de plantas, tendo como pano de fundo o contexto indiano. As directrizes recomendam que a gestão ativa da DH deve ser realizada através de uma combinação de terapias em casa e no consultório, começando com a utilização doméstica mais simples e rentável de pastas dentífricas dessensibilizantes. Uma árvore de decisão de diagnóstico e um fluxograma para aplicação na prática diária foram concebidos para gerir os pacientes que sofrem de DH ou que apresentam áreas de dentina exposta na dentição.

No artigo são discutidos vários métodos de tratamento para gerir a DH, incluindo os conhecimentos de directrizes de tratamento previamente publicadas. Além disso, foi desenvolvido pela primeira vez um novo sistema de classificação de doentes com DH com base em definições de casos específicos. Para uma consulta rápida, foram fornecidos gráficos explícitos sobre as opções de tratamento disponíveis e a cronologia da instituição do agente, para a gestão de diferentes categorias de casos de DH. A estratégia de gestão tem em conta um algoritmo de decisão baseado na hierarquia de complexidade das opções de tratamento e pretende melhorar a qualidade de vida do doente através da manutenção a longo prazo com uma abordagem inovadora definida com base nos três C's ou 3Cs.

49. **Forouzande M, Rezaei-Soufi L, Yarmohammadi E, Ganje-Khosravi M, Fekrazad R, Farhadian M, Farmany A. (2022)**[53] avaliou o efeito do verniz de fluoreto de sódio, Gluma, e laser Er,Cr:YSGG, no tratamento da hipersensibilidade dentinária. Neste estudo, cento e sessenta e cinco dentes com hipersensibilidade dentinária em 55 pacientes foram envolvidos. Os dentes foram divididos em cinco grupos com base no tratamento recebido (n = 33): Grupo G: Gluma; grupo F: verniz de fluoreto de sódio (5%); grupo L: Laser de Er,Cr:YSGG (comprimento de onda de 2780 nm, frequência de 20 Hz, potência de 0,25 W, densidade de energia de 44,3 J/cm^2 , e largura de pulso de 150 µs a uma distância de 1 mm durante 30 s) que foi seguido pelo laser de Er,Cr:YSGG; Grupo GL: Gluma + laser; grupo VL: tanto o verniz de fluoreto de sódio como o Gluma, que são tratamentos comuns para a hipersensibilidade, foram seleccionados como grupos de controlo. O tratamento foi efectuado numa única sessão e a sensibilidade ao ar condicionado por pulverização foi registada após o tratamento, aos 15 minutos, 1 semana, 1 mês e 6 meses, de acordo com a EVA. A análise estatística foi efectuada utilizando o software SPSS Ver. 21. A ANOVA de uma via foi utilizada para comparar a EVA entre todos os grupos de tratamento em cada momento. A ANOVA de medidas repetidas de uma via (RM-ANOVA) e a ANOVA de medidas repetidas de duas vias (RM-ANOVA) foram utilizadas para comparar a hipersensibilidade de cada grupo e a sensibilidade de todos os grupos de tratamento, respetivamente. O teste post hoc de Tukey foi utilizado para comparar os grupos em pares. A hipersensibilidade entre os diferentes grupos antes e 15 minutos após o tratamento não foi significativamente diferente (P = 0,063). A hipersensibilidade de todos os grupos estudados diminuiu após o tratamento. O laser Er,Cr:YSGG, isoladamente ou em combinação com Gluma, em 1 semana, 1 mês e 6 meses de acompanhamento, reduziu significativamente a hipersensibilidade em vez do verniz de fluoreto de sódio. Todos os tratamentos reduziram significativamente a hipersensibilidade dentinária até aos 6 meses.

O laser Er,Cr:YSGG sozinho ou em combinação com Gluma foi mais eficaz do que o verniz de fluoreto de sódio; no entanto, não foi significativamente diferente dos outros tratamentos. Num seguimento de 6 meses do tratamento da hipersensibilidade da dentina, o Gluma teve um efeito significativamente superior ao do fluoreto de sódio.

50. **Pion LA, Matos LLM, Gimenez T, Palma-Dibb RG, Faraoni JJ. (2023)**[54] avaliou e revisou os ensaios clínicos sobre o tratamento da DH com laserterapia através de uma revisão sistemática e meta-análise. Nesta a busca em bases de dados eletrônicas resultou em 562 publicações até abril de 2020. Os critérios de inclusão foram estudos realizados em humanos e que relatassem o tratamento da DH com laserterapia. Foram excluídos relatos de casos, revisões de literatura e revisões sistemáticas. Seleccionados por resumo, os artigos potencialmente elegíveis foram lidos na íntegra (n = 160). Examinadores independentes realizaram a extração de dados e a avaliação do risco de viés. Um total de 34 estudos foram incluídos na análise, e 11 na análise quantitativa. Observou-se que a maioria dos estudos acompanhou os pacientes por um período máximo de 6 meses (55%). Através da meta-análise, observámos diferenças estatisticamente significativas entre a dor média antes e após 3 meses de tratamento com lasers de alta e baixa potência. No entanto, através de comparações indirectas, observou-se que o laser de alta potência apresentou uma maior tendência para reduzir os níveis de dor após 3 meses de tratamento comparativamente ao laser de baixa potência, mas sem diferença estatisticamente significativa. Concluiu-se que, independentemente do tipo de laser utilizado no tratamento da DH, este tratamento é uma opção eficaz para o controlo dos sintomas de dor. No entanto, não foi possível estabelecer um protocolo de tratamento definido, uma vez que os métodos de avaliação são muito diferentes entre si.

HISTOFISIOLOGIA DO COMPLEXO DENTINA-POLPA

- A dentina e a polpa são por vezes tratadas separadamente porque a dentina é um tecido duro e a polpa um tecido mole. No entanto, a dentina e a polpa estão relacionadas do ponto de vista embriológico, histológico e funcional.

- A parte mesodérmica do dente, ou seja, a papila dentária, dá origem à dentina e à polpa.[6]

- A dentina é a porção de tecido duro do complexo dentina-polpa e constitui a maior parte do dente.

- A dentina é uma matriz semelhante ao osso, caracterizada por múltiplos túbulos dentinários estreitamente compactados que atravessam toda a sua espessura e contêm extensões citoplasmáticas de odontoblastos que formaram a dentina e a mantêm.

- Os corpos celulares dos odontoblastos estão alinhados ao longo do aspeto interno da dentina contra uma camada de pré-dentina, onde também formam o limite periférico da polpa dentária.

- A polpa dentária é um tecido conjuntivo mole que ocupa a porção central do dente. O espaço que ocupa é a cavidade pulpar, que se divide em porção coronal (câmara pulpar) e porção radicular (canal radicular).

- A câmara pulpar confirma a forma geral da coroa anatómica. O canal radicular termina no forame apical, onde a polpa e o ligamento periodontal se encontram com os principais nervos e vasos que entram e saem do dente. O tamanho do forame apical é de 0,3 a 0,6μm.

Composição da dentina e seus tipos

- A dentina é composta por 70% de material inorgânico, 20% de material orgânico e 10% de água em peso.

- O componente inorgânico é constituído por hidroxiapatite sob a forma de pequenas placas. A parte orgânica é constituída por colagénio (principalmente do tipo I e pequenas quantidades do tipo IV e V) com inclusões funcionais de lípidos e proteínas da matriz não colagénica.
- As proteínas da matriz não colagénica preenchem o espaço entre as fibrilas de colagénio e acumulam-se ao longo da periferia dos túbulos dentinários.

- O colagénio tipo I actua como um suporte que acumula uma grande parte (56%) do mineral nos orifícios e poros das fibrilas. As proteínas da matriz não colagénica regulam a deposição de minerais e actuam como promotoras ou inibidoras.

- Fisicamente, a dentina tem uma qualidade elástica que é importante para o funcionamento do dente, uma vez que a elasticidade que proporciona dá flexibilidade à dentina e evita a fratura do esmalte frágil sobrejacente.

Tipos de dentina

- Dentina primária
- Dentina secundária
- Dentina terciária

Dentina primária

Dentina do manto

É a parte mais externa ou periférica da dentina primária. É delimitada pela junção dentina-esmalte e pela zona de dentina interglobular.[7]

É a primeira dentina formada na coroa subjacente à junção dentina-esmalte. Também foi descrita na raiz, subjacente à camada granular.

As fibrilas formadas nesta zona são perpendiculares à junção dentina-esmalte e a matriz orgânica é composta por fibrilas de colagénio maiores do que as que estão presentes no resto da dentina primária.

Dentina circumpulpar

Forma a dentina primária remanescente e constitui a maior parte do dente. Representa toda a dentina formada antes da conclusão da raiz.

As fibrilas de colagénio na dentina circumpulpar são muito mais pequenas em diâmetro (0,05μm) e estão mais compactadas em comparação com a dentina do manto.

A dentina circumpulpar pode conter um pouco mais de minerais do que a dentina do manto.[8]

Tipos de dentina

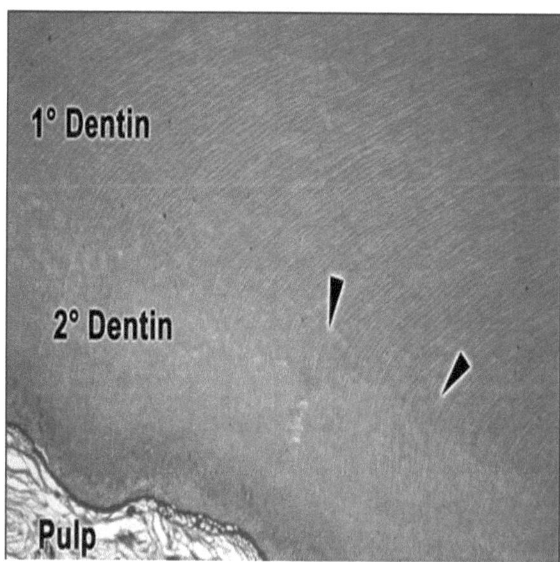

FIGURA-1

Dentina secundária

- É a dentina formada após a conclusão da raiz.

- A dentina secundária forma-se mais lentamente do que a primária e tem um aspeto semelhante ao da dentina primária, mas contém menos túbulos. Não é formada uniformemente e aparece em maior quantidade no teto e no fundo da câmara pulpar coronal, onde protege a polpa da exposição em dentes mais velhos.

Dentina terciária

- A dentina terciária é produzida em reação a vários estímulos, tais como atrito, cáries ou procedimentos dentários de restauração.

- É produzida apenas pelas células diretamente afectadas pelo estímulo. A qualidade e a quantidade de dentina terciária produzida estão relacionadas com a resposta celular iniciada, que depende da intensidade e da duração do estímulo. Os túbulos são escassos em número e dispostos irregularmente.

- As células que formam a dentina terciária revestem a sua superfície ou são incluídas na dentina. Este último caso é referido como osteodentina.

- É subclassificada como dentina reactiva e reparadora.

- A dentina reactiva é depositada por odontoblastos pré-existentes e a reparadora é depositada por células semelhantes a odontoblastos recentemente diferenciados.[7]

HISTOLOGIA DA DENTINA

Túbulos dentinários

- O processo odontoblástico, semelhante ao processo osteocitário, corre em canalículos que atravessam a camada de dentina e são referidos como túbulos dentinários.

- Os túbulos dentinários estendem-se ao longo de toda a espessura da dentina, desde a junção dentina-esmalte até à polpa, e formam uma rede de difusão de nutrientes através da dentina. A sua configuração indica o percurso dos odontoblastos durante a dentinogénese. Eles seguem um caminho em forma de "S". A curvatura em forma de "S" é menos pronunciada entre os bordos incisais e as cúspides (trajeto reto) devido às oscilações dos odontoblastos ditadas pela sua aglomeração, uma vez que a área de superfície que ocupam diminui durante o seu movimento centrípeto.

- Os túbulos dentinários medem cerca de 2,5μm perto da polpa, 1,2μm na porção média e perto do DEJ 900nm.

Nas partes coronais de dentes pré-molares e molares jovens, seu número varia de 59.000 a 76.000 por milímetro quadrado na superfície pulpar, com aproximadamente metade desse número por milímetro quadrado próximo ao esmalte. Esse aumento por unidade de volume está associado ao apinhamento dos odontoblastos à medida que o espaço pulpar se torna menor.

Uma redução significativa na densidade média de túbulos também ocorre na dentina radicular em comparação com a dentina cervical. Estudos recentes demonstraram que a densidade de túbulos é mais elevada nas paredes linguais e vestibulares da polpa do que nas paredes mesiais e distais.

Imagem de microscopia eletrónica de varrimento que mostra o número de
túbulos dentinários e o seu tamanho

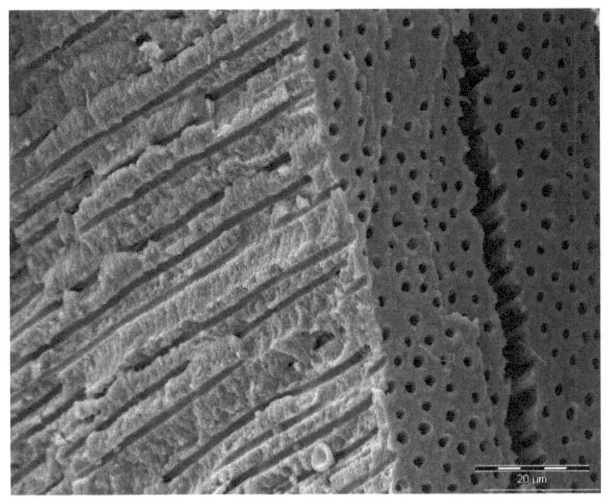

FIGURA-2

Número de túbulos dentinários

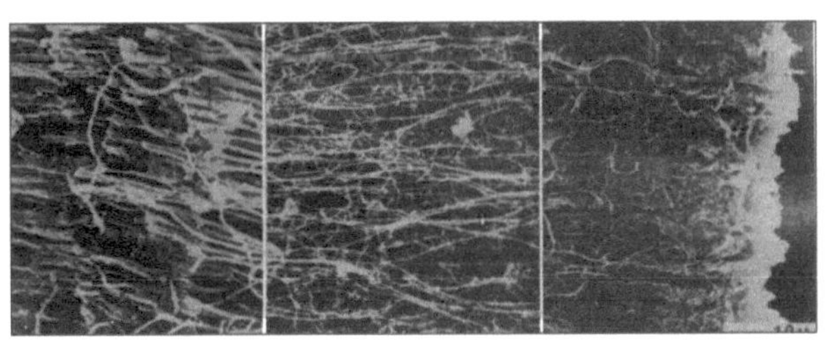

FIGURA-3

Os túbulos dentinários ramificam-se ao ponto de a dentina ser permeada por um profuso sistema circular anastomótico. As principais ramificações ocorrem mais frequentemente na dentina radicular do que na dentina coronal.

A natureza tubular da dentina confere um grau invulgar de permeabilidade a este tecido duro, que pode aumentar o processo carioso e acentuar a resposta da polpa aos procedimentos de restauração dentária.[7]

Dentina peritubular

- A dentina que circunda imediatamente os túbulos dentinários é denominada "dentina peritubular".

- É mais mineralizada (9%) do que a dentina intertubular. Também contém pouco colagénio.[8]

Dentina esclerótica

- A dentina esclerótica descreve os túbulos dentinários que ficaram ocluídos com material calcificado.

- A quantidade de dentina esclerótica aumenta com a idade e é mais comum nos 3rd apicais da raiz e na coroa, a meio caminho entre a junção dentina-esmalte e a superfície da polpa.

- A esclerose reduz a permeabilidade da dentina, ajudando assim a prolongar a vitalidade da polpa.[7]

Dentina intertubular

- O corpo principal da dentina é composto por dentina intertubular. Está localizado entre os túbulos dentinários ou, mais especificamente, entre as zonas de dentina peritubular.[8]

- Representa o principal produto de secreção dos odontoblastos e consiste numa rede entrelaçada de fibrilhas de colagénio de tipo I, na qual se depositam cristais de apetite.

- As fibrilas estão dispostas aleatoriamente num plano aproximadamente perpendicular aos túbulos dentinários.

Dentina interglobular

- A dentina interglobular é o termo utilizado para descrever áreas de dentina não mineralizada e hipomineralizada onde as zonas globulares de mineralização não conseguiram fundir-se numa massa homogénea na dentina madura.

- Estas áreas são especialmente prevalentes em pessoas com deficiência de vitamina D e que estão expostas a níveis elevados de flúor na altura da formação da dentina.

- A dentina inter globular é vista com mais frequência na dentina circumpulpar, logo abaixo da dentina do manto, onde o padrão de mineralização é amplamente globular.

Dentina intra-tubular

A zona hiper mineralizada de dentina que reveste a superfície interna dos túbulos dentinários é denominada "dentina intratubular".

Forma-se aproximadamente ao mesmo tempo que a dentina intertubular. Tem 44μm de largura perto da extremidade pulpar e 75μm de largura perto do DEJ. Eventualmente, os túbulos tornam-se ocluídos. A oclusão total pode envolver um acúmulo gradual de dentina peritubular, precipitação de outros materiais no núcleo dos túbulos e nos túbulos expostos por atrito. Alguns componentes podem ser derivados da saliva.

Linhas incrementais

A matriz orgânica da dentina é depositada de forma incremental a uma taxa diária de aproximadamente 4μm.[7]

As linhas incrementais de von Ebner aparecem como linhas finas que, em secção transversal, são vistas em ângulo reto com os túbulos dentinários.

Marcam a síntese e o padrão de deposição da dentina e reflectem igualmente a variação na estrutura e na mineralização que ocorrem durante a formação da dentina.[8]

Outro tipo de padrão incremental encontrado na dentina são as linhas de contorno de Owen, que resultam de uma coincidência de curvaturas secundárias entre túbulos dentinários vizinhos.[7]

Camada granular de tomos

A camada granular que se encontra junto à dentina, adjacente à junção cemento-dentinária, vista em secções trituradas dos dentes, é chamada de camada granular de Tomes. Essa camada é encontrada apenas na raiz e não segue o padrão incremental. Várias teorias têm sido propostas em relação à sua origem.

- Uma área hipo mineralizada formada devido à interferência com a mineralização de toda a superfície da dentina radicular antes do início da formação do cemento.

- É considerada como a contraparte radicular da dentina interglobular coronal.

- Fenómeno ótico produzido devido à formação de laços terminais nos túbulos dentinários.[8]

PULPAR

- A polpa dentária é o tecido conjuntivo mole que suporta a dentina.

- Quando é examinado histologicamente, podem distinguir-se quatro zonas distintas.

  - ❖ Zona odontoblástica na periferia da polpa

  - ❖ Zona livre de células de Weil por baixo dos odontoblastos

  - ❖ Zona rica em células

  - ❖ Núcleo de pasta

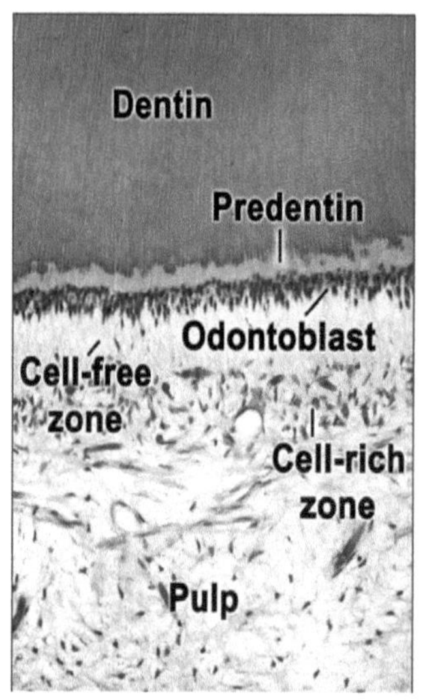

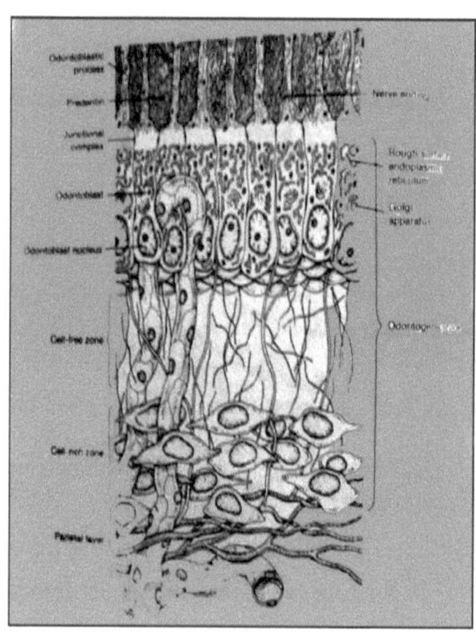

FIGURA-4 FIGURA-5

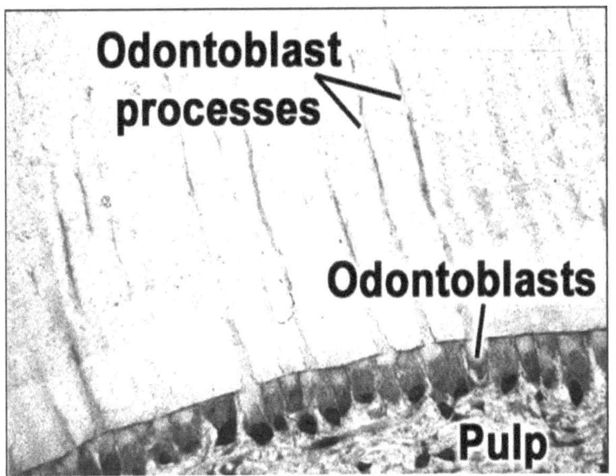

FIGURA-6

As principais células da polpa são os odontoblastos, fibroblastos, células ectomesenquimais indiferenciadas, macrófagos e outras células imunocompetentes.

Odontoblastos

As células mais distintas da polpa dentária e, portanto, mais facilmente reconhecidas são os odontoblastos. Eles formam uma camada que reveste a periferia da polpa dentária e têm um processo que se estende até a dentina. Eles parecem estar dispostos em um padrão de paliçada. O número de odontoblastos corresponde ao número de túbulos dentinários. O número de odontoblastos foi estimado na faixa de 59.000 a 76.000 por milímetro quadrado na dentina coronal, com um número menor na dentina radicular.

Os odontoblastos na coroa também são maiores do que os odontoblastos na raiz. Na coroa do dente completamente desenvolvido, os corpos celulares dos odontoblastos são colunares e medem aproximadamente 50μm de altura. Enquanto que, na porção média da polpa eles são mais cubóides e na parte apical mais achatados.

O processo odontoblástico inicia-se no colo das células e começa a estreitar-se gradualmente à medida que passam através da pré-dentina para a dentina mineralizada. Estes processos ocupam os túbulos na sua totalidade apenas durante as fases iniciais do desenvolvimento. No tecido adulto, a extensão do processo odontoblástico provavelmente varia consideravelmente.

A variação na extensão e no destino do seu processo pode ser explicada da seguinte forma

a. Permanece ao longo de todo o comprimento do túbulo durante a formação da dentina intratubular e peritubular.

b. O processo de odontoblastos atinge um comprimento finito pré-determinado e reage corporalmente.

c. O processo odontoblástico encurta a sua extremidade distal, incorporando-se na matriz da dentina peritubular.

- A maioria dos túbulos dentinários do tecido adulto não contém processos odontoblásticos na periferia (isto é, em direção à DEJ).[7]

Importância dos odontoblastos

Não são células nervosas por origem, função, mas os seus corpos celulares e processos estão em estreito contacto com terminais nervosos (receptores para a transmissão da dor). Assim, quando lesadas ou deformadas, produzem estímulos que são percebidos pelas terminações nervosas livres em contacto com qualquer parte do odontoblasto. Um desses estímulos pode ser a libertação de uma substância neurotransmissora pelos dentinoblastos, que altera a permeabilidade da terminação nervosa livre, produzindo um potencial de ação.

δOutro estímulo também pode ser na forma de uma deformação mecânica dos dentinoblastos (corpo celular ou processo), que actua como um transdutor de energia eléctrica. Assim, os dentinoblastos e os terminais nervosos funcionam em conjunto como unidades sensoriais interdentárias, de acordo com Trobridge, e podem ser considerados uma cápsula sensorial periférica porque envolvem ou encapsulam completamente o núcleo pulpar central.

Para além do papel sensorial, os dentinoblastos iniciam as seguintes respostas de defesa do complexo dentinário pulpar - esclerose tubular e irritação (reparadora) da dentina.

Aspiração

O calor seco por fricção provocado pela broca durante a preparação da cavidade, a pressão da cinzelagem, a raspagem da superfície, para além do fluxo para o exterior produzido por estes agentes, os dentinoblastos, os terminais nervosos podem também ser esticados ou aspirados para o interior dos túbulos, evocando uma resposta dolorosa.

Líquido dentinário

Considerações sobre a dentina

Existem dois mecanismos responsáveis pela permeação através da dentina.

1. Difusão
2. Convecção

Difusão

É um processo pelo qual as substâncias são transportadas de uma área de elevada concentração para uma área de baixa concentração. Na difusão pura, não há movimento de fluido a granel, mas apenas translocação molecular. A força motriz é um gradiente de concentração ou energia potencial química.

Convecção

No transporte por convecção ou filtração, o movimento do fluido a granel ocorre de uma área de elevada pressão hidrostática para uma área de pressão hidrodinâmica. É o movimento do fluido que é responsável pela transdução de uma variedade de estímulos físicos em atividade eléctrica. Este tipo de movimento de fluido pode ser quantificado através da medição da condutância hidráulica da dentina.

Condutância hidráulica

É o caso em que o movimento do fluido ocorre através de uma membrana num gradiente hidráulico. Os factores que regulam a condutância hidráulica são

- Comprimento do túbulo
- Número de túbulos por unidade de superfície
- Pressão aplicada
- A viscosidade do fluido
- O raio do túbulo elevado à quarta potência

Estes são expressos na equação de Poiseuille-Hagen.

$$Q = \frac{\pi \Delta P r^4 N}{8 \eta L}$$

Onde,

Q=Fluxo de fluido

P=Pressão aplicada (hidrostática ou osmótica)

R^4=Raio do túbulo (isto é± camadas de esfregaço)

N=Densidade dos túbulos (dependente da profundidade)

η=Viscosidade do fluido

L=Comprimento do túbulo (espessura restante da dentina)

Se a dentina fosse atubular, a condutância hidráulica seria zero e a dentina não permitiria deslocações de fluido e, portanto, seria insensível.

Destes factores, que regulam a condutância hidráulica, o mais importante é o raio do túbulo, uma vez que este é elevado à quarta potência. Por exemplo, quando o raio é reduzido em ½, o Q reduzirá em $(½)^4 = 1/16$ do valor original.

O mesmo acontece quando ocorre um aumento, duas vezes o tamanho $= (2)^4 = 16$ vezes. A oclusão do túbulo pela smear layer ganha importância aqui e a sua capacidade de reduzir o raio do túbulo explica a redução da hipersensibilidade na sua presença. É também por isso que a sensibilidade da dentina de diferentes áreas é diferente. A condutância hidráulica da dentina é mais alta sobre os cornos pulpares, alta na parede axial e relativamente baixa na superfície da raiz.

A dentina exposta, livre da camada de smear layer, deve ter uma elevada condutância hidráulica. Se esses túbulos estiverem abertos até a polpa, o fluido pulpar deve fluir lentamente pelo gradiente de pressão hidrostática até essa superfície. No entanto, o que é importante na ativação dos mecanorreceptores não é o valor absoluto do estímulo, mas sim a taxa de variação. A pressão aplicada de forma constante não causa tanta dor como quando a pressão é aplicada ou libertada subitamente. Alquist e os seus colegas utilizaram a filtração de fluido em doentes não anestesiados para ativar as fibras da dor porque o movimento do fluido parece ser o caminho final comum de todos os estímulos dolorosos.

Inervação do complexo dentina-polpa

A polpa dentária é ricamente inervada. Os nervos entram na polpa através do forame apical, juntamente com os diferentes vasos sanguíneos, e juntos formam o feixe neurovascular. Na câmara pulpar, os nervos geralmente seguem o mesmo curso que os vasos aferentes, começando como grandes feixes nervosos que se periféricos à medida que se estendem através do núcleo pulpar.

Estima-se que cada fibra nervosa forneça pelo menos 8 ramos terminais, que acabam por contribuir para um extenso plexo de nervos na zona livre de células, logo abaixo dos corpos celulares dos odontoblastos na porção da coroa do dente. Esse plexo de nervos é chamado de plexo subodontoblástico de Raschkow. Na raiz não existe um plexo correspondente. Em vez disso, os troncos apresentam ramos em intervalos que se arborizam e cada ramo fornece o seu próprio território.

Os nervos que entram na polpa do dente são constituídos principalmente por.

    1.   Aferências sensoriais do nervo trigémeo
    2.   Ramos simpáticos do gânglio cervical superior.

Cada feixe contém axónios mielinizados e não mielinizados.[7] Os axónios mielinizados são classificados de acordo com o seu diâmetro e velocidades de condução. A maioria são fibras $A\delta$ que são de condução rápida e têm um diâmetro de 1 a 6µm. As fibras Aß têm um diâmetro de 6 a 12µm. As fibras mielinizadas são designadas por fibras C e têm um diâmetro mais pequeno, entre 0,4 e 1,2 µm.

As fibras $A\delta$ estão associadas a uma dor aguda e localizada quando a dentina é exposta pela primeira vez. Por outro lado, as fibras C estão associadas a uma dor baça e mais difusa. Durante muitos anos pensou-se que a estimulação do complexo dentinário pulpar iniciava apenas uma resposta apreciada como dor. Atualmente, existem provas de que as aferências pulpares também podem distinguir entre estímulos tácteis mecânicos e térmicos.

Investigações estruturais finas mostraram um aumento das descontinuidades no perinério de revestimento à medida que os nervos ascendem coronalmente. Além disso, à medida que os feixes nervosos ascendem coronalmente, os axónios mielinizados perdem gradualmente o seu revestimento de mielina. Assim, há um aumento proporcional no número de axónios não mielinizados nos aspectos mais coronais do dente.

No entanto, a maioria dos feixes nervosos termina no plexo subodontoblástico como terminações nervosas livres não mielinizadas. Um pequeno número de axónios passa entre os corpos celulares dos odontoblastos para entrar nos túbulos dentinários em estreita proximidade com o processo odontoblástico. Não foi observada nenhuma relação organizada ou sináptica entre os axónios e o processo odontoblástico.[7]

Nervos intratubulares

Os túbulos dentinários contêm numerosas terminações nervosas na pré-dentina e na dentina interna, a uma distância não superior a 100 a 150 µm da polpa. A maioria destas pequenas terminações vesiculadas está localizada em túbulos na zona coronal, especificamente nos cornos pulpares. Os nervos e os seus terminais estão em estreita associação com o processo odontoblástico dentro do túbulo.

Os nervos intratubulares contêm carateristicamente neurofilamentos, neurotúbulos, numerosas mitocôndrias e pequenas estruturas vesiculares. Essas características os distinguem dos processos odontoblásticos, que contêm microfilamentos, embora os microtúbulos não contenham mitocôndrias e vesículas acumuladas. Os nervos somatossensoriais aferentes primários da dentina e da polpa projetam-se para o complexo nuclear trigeminal descendente (subnúcleo candias).[8]

Função dos nervos intradentais

Como já foi referido, a polpa dentária é enorme e ricamente inervada. Os receptores sensoriais respondem a estímulos químicos, térmicos e mecânicos, sendo por isso denominados "polimodelos".

A δ As fibras A são responsáveis pelos nociceptores dentinários e as fibras C (receptores preferencialmente sensíveis a estímulos nocivos) são responsáveis pela dor provocada por irritantes externos que atingem a polpa. As fibras "A" intra-dentinárias respondem à secagem da dentina. Também respondem à sondagem e à secagem ao ar da dentina e a soluções hiperosmóticas aplicadas à superfície dentinária exposta, bem como à irritação mecânica direta da polpa.

São também sensíveis ao aquecimento rápido do dente. Mas o aquecimento lento do dente a 50 a 60°C não conseguiu ativar as fibras A. Apenas com um aquecimento intenso o fluxo de fluido dentinário é suficientemente forte para induzir a ativação das fibras A intradentárias. Um efeito comum dos estímulos que activam as fibras "A" é que eles podem induzir o fluxo de fluido nos túbulos dentinários. Isto faz com que a resposta das fibras intradentárias a vários tipos de estímulos dentários seja importante no mecanismo de ativação do nervo e na perceção da sensibilidade da dentina.

As fibras C da polpa respondem a vários estímulos diferentes quando atingem a polpa propriamente dita. Na estimulação térmica, a temperatura média de limiar é de $43,8 \pm 3,1°C$ num aquecimento rápido. Após a iniciação das fibras $A\delta$, em poucos segundos inicia-se o disparo retardado das fibras C.

Assim, é induzida uma dor aguda em poucos segundos e, se o estímulo for continuado, é evocada uma sensação de dor surda e irradiante. As fibras "C" intra-dentárias também respondem à irritação mecânica direta do tecido pulpar e a substâncias químicas como a bradicinina e as histaminas.

As fibras não mielinizadas são mais resistentes aos efeitos da pressão e da hipoxia do que as fibras mielinizadas. Tanto a elevação da pressão como a hipoxia podem bloquear a função das fibras $A\delta$. Por outro lado, podem provocar inflamação. São libertados mediadores inflamatórios, como a bradicinina e a histamina, capazes de ativar as fibras "C" intra-dentárias. Estas alterações ambientais, juntamente com as alterações na função dos nervos, podem explicar o facto de a dor associada à pulpite ser uma dor surda e mal localizada.[9]

Outros factores que afectam as funções nervosas

A sensibilidade das unidades nervosas varia consoante a condição da superfície da dentina com túbulos dentinários abertos ou bloqueados. O condicionamento ácido da superfície da dentina remove a camada de smear layer e abre os túbulos dentinários, aumentando a sensibilidade das fibras nervosas à estimulação dentinária.

O bloqueio dos túbulos com resina e o tratamento com oxalato de potássio impedem a ativação do nervo. Estes dois processos afectam grandemente a condutância hidráulica da dentina e, consequentemente, o fluxo de fluidos nos túbulos dentinários.

Para além da condução da dentina, as alterações inflamatórias na polpa podem afetar a sensibilidade da dentina. Certos mediadores inflamatórios, como a prostaglandina, a histamina, a 5HT e os neuropeptídeos, podem afetar a sensibilidade das terminações nervosas.

Podem alterar o limiar das terminações nervosas à irritação externa. Histologicamente, a inflamação demonstrável é frequentemente encontrada no bordo da dentina pulpar sob a dentina exposta.

DOR

A dor é um dos sintomas mais frequentemente sentidos em medicina dentária e, como tal, é uma grande preocupação para o dentista. É frequentemente referida como um mecanismo de proteção. Uma vez que se manifesta normalmente quando ocorre uma alteração ambiental que provoca lesões no tecido reativo.[11]

Definição e visão geral

É uma experiência emocional desagradável, geralmente iniciada por um estímulo nocivo e transmitida através de uma rede especializada para o sistema nervoso central, onde é interpretada como tal.[12]

O primeiro aspeto, a perceção da dor, é o processo fisioanatómico em que é gerado um impulso, após a aplicação de um estímulo adequado, que é transmitido ao sistema nervoso central.

O segundo aspeto é a dor, em que a reação à dor é um processo psicofisiológico que representa a manifestação aberta do indivíduo ao processo percetivo desagradável que acabou de ocorrer. Este aspeto da dor engloba factores neuroanatómicos e psicológicos extremamente complexos que envolvem o córtex, o sistema límbico, o hipotálamo e o tálamo. Estes factores complexos determinam a forma como o indivíduo vai reagir à experiência desagradável e são análogos aos eventos desencadeados e que ocorrem no sistema de ação descrito na teoria do controlo das portas.[13]

Métodos de controlo da dor

- ➢ Eliminação da causa
- ➢ Bloqueio do trajeto dos impulsos dolorosos
- ➢ Aumentar o limiar da dor

> Prevenção da reação à dor por depressão cortical

> Utilização de métodos psicossomáticos

Eliminação da causa

Este seria o método desejável de controlo da dor. Se isso fosse possível, a mudança ambiental no tecido seria eliminada, consequentemente as terminações nervosas livres não seriam excitadas e nenhum impulso seria iniciado.

Bloqueio do trajeto dos impulsos dolorosos

O método mais utilizado em medicina dentária para controlar a dor é o bloqueio da via dos impulsos dolorosos. Através deste método, é injetado um medicamento adequado com propriedades analgésicas locais nos tecidos próximos do nervo ou nervos envolvidos. A solução anestésica local impede a despolarização das fibras nervosas na área de absorção, impedindo assim que essas fibras conduzam quaisquer impulsos centralmente para além desse ponto.

Aumentar o limiar da dor

Depende da ação farmacológica de medicamentos com propriedades analgésicas. Estes fármacos aumentam o limiar da dor a nível central e, por conseguinte, interferem na reação à dor. A perceção da dor não é afetada, mas a reação à dor é diminuída e, por conseguinte, o limiar da dor é aumentado.

Prevenção da reação à dor por depressão cortical

A eliminação da dor por depressão cortical está dentro do âmbito da anestesia geral e do agente anestésico geral.

Utilização de métodos psicossomáticos

Este método afecta tanto a perceção como a reação à dor e depende da sua eficácia em colocar o doente no estado de espírito adequado.[14]

Vias de dor

Via aferente - via eferente
Componentes básicos
Dois tipos de células nervosas estão associados à polpa dentária.

1. O neurónio aferente (sensorial) é chamado neurónio pseudounipolar com dois processos. O processo periférico (dendrite) tem origem na polpa dentária e os seus terminais são os receptores na periferia da polpa.

   O corpo celular está localizado no gânglio semilunar do quinto nervo craniano. O segundo processo (axónio) prossegue para o SNC, onde termina (sinapses) numa ilha de matéria cinzenta (núcleo) chamada Núcleo Espinal do Quinto Nervo Craniano. Um neurónio de segunda ordem decussa (fecha-se para o outro lado) e transporta o impulso para o neurónio que termina no giro pós-central do córtex cerebral.

2. O sistema eferente de células nervosas do SNC para a polpa dentária é constituído por neurónios multipolares. Têm muitos dendritos e um axónio. Os seus corpos celulares estão localizados no corno lateral da substância cinzenta dos níveis torácicos superiores da medula espinal e no gânglio cervical superior.

   O impulso nervoso depende de uma alteração na permeabilidade da membrana neuronal e da bomba de sódio e potássio.

Quando a fibra nervosa está em repouso (potencial de repouso), os iões Na+ carregados positivamente estão mais concentrados no fluido do tecido extracelular do que no citoplasma do próprio nervo, enquanto os iões de potássio estão mais concentrados no citoplasma.

Devido a esta concentração desigual de iões, a membrana da fibra nervosa é polarizada, ou seja, o interior da membrana é negativo em comparação com o exterior. A despolarização da membrana é necessária para a propagação do impulso nervoso ao longo do axónio.

Sequência de eventos

1. A estimulação aumenta a permeabilidade do Na+ nas membranas do axónio, permitindo o seu movimento para dentro do axónio, como resultado ocorre uma despolarização momentânea no ponto de estimulação. O ponto despolarizado da membrana torna-se positivo e actua como um estímulo para o segmento seguinte da membrana.

2. À medida que o impulso se afasta, a membrana é recarregada pela migração de K+ para o exterior.

3. Subsequentemente, a bomba de sódio reduz o Na+ para o fluido extracelular, enquanto a bomba de potássio devolve o K+ ao fluido intracelular.

4. O potencial de repouso restaura-se agora localmente porque a membrana volta a ser positiva no exterior e negativa no interior da membrana do axónio.

Assim, o ciclo repete-se ao longo do comprimento do nervo como uma onda de despolarização que se auto-propaga.

Quando o impulso elétrico chega ao terminal sináptico, as moléculas de neurotransmissores são libertadas de pequenos vasos sinápticos no terminal onde foram armazenadas. As moléculas transmissoras acetilcolina, norepinefrina difundem-se através de uma estreita fenda sináptica para gerar um impulso elétrico nos receptores dos dentritos dos corpos celulares de outros neurónios.   Uma sinapse inibitória altera a permeabilidade da membrana, permitindo um fluxo de saída de K+, mas não um fluxo de entrada de Na+.   Com efeito, o interior da membrana é mais negativo do que durante o estado de repouso, inibindo assim o início do potencial de ação.

O recetor é um transdutor que converte uma forma de energia (calor, mecânica, química) em energia eléctrica. No recetor, há uma quantidade muito menor de atividade eléctrica. O potencial gerado tem de acumular atividade eléctrica suficiente até atingir o limiar das fibras nervosas. Então, subitamente, é desencadeado um potencial de ação no terminal do neurónio (fenómeno Tudo ou Nada).

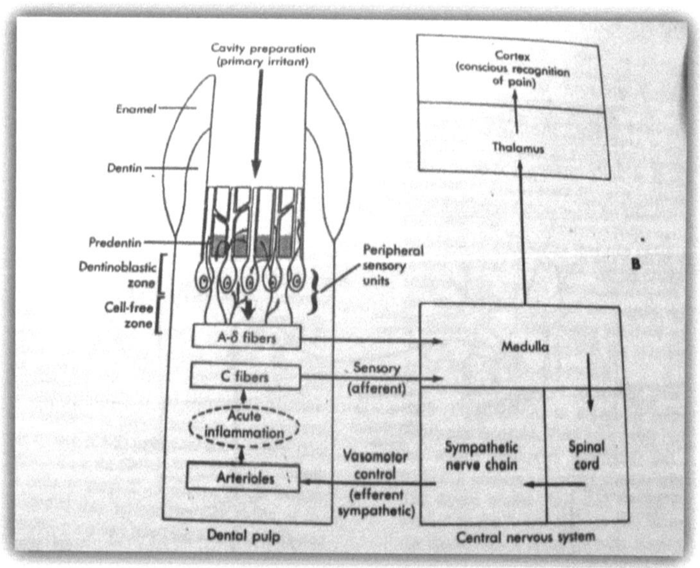

FIGURA-7

Via aferente - eferente para impulsos sensoriais e vasomotores como resultado de estimulação dentinária severa

Teoria da especificidade

Foi dada por Von Frey, que afirma que diferentes fibras sensoriais medeiam diferentes modalidades sensoriais, como a dor, o calor, o frio, o tato e a pressão. Os receptores da dor são específicos e são, na sua maioria, terminações nervosas livres não mielinizadas. Quando estimuladas, estas fibras transmitem impulsos ao longo de vias específicas.

Teoria dos padrões

Propõe que a dor é gerada por receptores não específicos. Assume que as terminações das fibras nervosas são iguais e que o padrão para a dor é produzido por uma estimulação mais intensa do que para outras sensações. A soma dos impulsos de dor produz um padrão que o cérebro recebe e reconhece.

Teoria do controlo de portas

Proposta por Meljack e Wall, de acordo com esta teoria, dois factores regulam a transmissão da dor

1. Mecanismo de bloqueio localizado numa zona específica de matéria cinzenta da medula espinal, denominada substantia gelatinosa. Este mecanismo de bloqueio recebe impulsos dolorosos (sensoriais ou aferentes) dos nervos periféricos e permite a sua passagem para o cérebro abrindo a porta ou impede a sua passagem fechando a porta, o que depende de

a. Velocidade do impulso (quanto maior a fibra, maior a velocidade).

b. Interação entre estímulos dolorosos nocivos (nocioceptivos) transmitidos ao longo de fibras de pequeno diâmetro.

c. Estímulos de tato, pressão (mecano-receptores) que são transmitidos ao longo das fibras de maior diâmetro.

2. O controlo central descendente do mecanismo cerebral intrínseco modula o mecanismo de gating. Este controlo resulta de estímulos emocionais, motivacionais, psíquicos, periféricos e visuais, bem como de experiências pós-aprendidas.[12]

MECANISMO DE HIPERSENSIBILIDADE DENTINÁRIA

Uma das características mais invulgares do complexo dentina-polpa é a sensibilidade. A razão pela qual este complexo é tão sensível é difícil de explicar, uma vez que esta caraterística não oferece qualquer benefício evolutivo aparente. A sensação mais forte apreciada por este complexo é conhecida como dor. A convergência das aferências pulpares com outras aferências pulpares e com aferências de outras estruturas orofaciais no sistema nervoso central muitas vezes dificulta a localização da dor pulpar.[7]

Entre os numerosos estímulos que podem evocar uma resposta dolorosa quando aplicados na dentina, há muitos que estão relacionados com a prática clínica, como o ar frio, a água, o contacto mecânico por uma sonda, a broca e a desidratação com algodão ou corrente de ar. Outros estímulos, como a bradicinina, que se sabe produzirem dor noutros tecidos, não produzem dor na dentina.[9]

Três mecanismos, todos envolvendo uma compreensão da estrutura da dentina, podem explicar a sensibilidade da dentina.[10]

São eles
1. Teoria neural
2. Teoria da transdução odontoblástica
3. Teoria hidrodinâmica

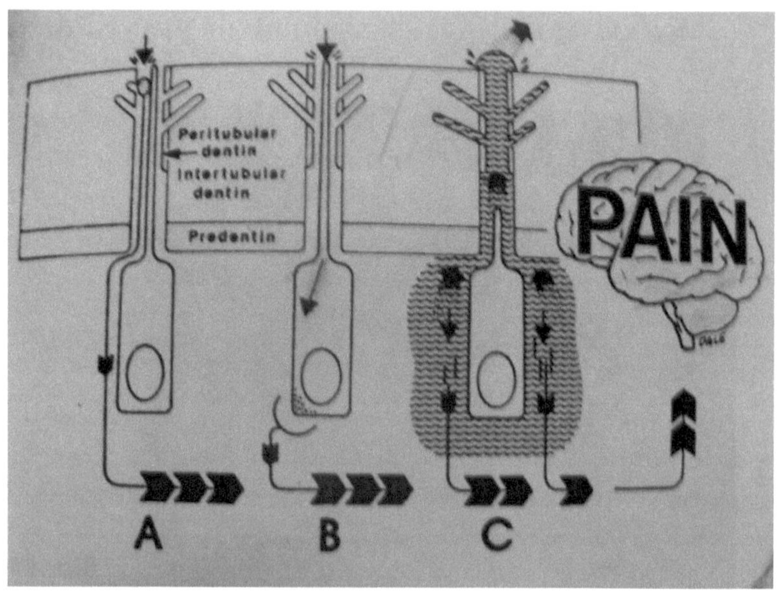

FIGURA-8

A.   A dentina é diretamente inervada

B.   O odontoblasto actua como um recetor

C.   Os receptores encontram-se na polpa e são estimulados pelo movimento do fluido através dos túbulos dentinários.[9]

Teoria neural

A teoria neural da hipersensibilidade dentinária atribui a ativação a uma excitação inicial destas terminações nervosas nos túbulos dentinários. Os sinais nervosos são então conduzidos ao longo das fibras nervosas aferentes principais na polpa para os ramos do nervo dentário e depois para o cérebro.

Não há dúvida de que a polpa é bem inervada, especialmente abaixo dos odontoblastos (plexo de Raschkow), nem há qualquer dúvida de que alguns nervos penetram a uma distância menor em alguns túbulos nos dentes humanos. A questão é se estes nervos intratubulares estão envolvidos na sensibilidade da dentina. Ainda não foi provada qualquer alteração no ambiente. Atualmente, tudo o que se pode afirmar é que existem alguns nervos dentro dos túbulos dentinários na dentina interna, mas a sensibilidade da dentina não depende apenas, se é que depende de todo, da estimulação dessas terminações nervosas.[9]

TEORIA HIDRODINÂMICA

É também chamado de mecanismo hidrodinâmico (força fluida que efectua movimento). As terminações nervosas nuas (neuronais) nas zonas subdentinoblásticas e dentinoblásticas e nos túbulos da dentina interna são extremamente sensíveis a alterações súbitas de pressão, movimento de fluidos ou deformação mecânica, se a estimulação exceder o seu limiar. É indiferente se a fonte de movimento ou pressão provém da polpa (intrapulpar) ou se é transmitida através dos túbulos dentinários (intratubular).

Brannstrom propôs que a dor dentinária se deve a um mecanismo hidrodinâmico. A dentina contém mais de 3.00.000 tubos capilares por milímetro quadrado e constitui cerca de 10% do volume da dentina. Esta percentagem é mais elevada perto da polpa do que na periferia. O fluido destes túbulos, que provém do fluido intercelular do tecido conjuntivo pulpar, é tão claro como a água e tem uma composição semelhante à do fluido sinovial ou cerebrospinal.

O fluido tubular obedece às mesmas leis da física que os líquidos em capilares de vidro. Qualquer deslocação, por mais ligeira que seja, provoca um fluxo de fluido intratubular. Um deslocamento rápido em milhares de túbulos ao mesmo tempo produz um movimento correspondente nos túbulos, bem como um movimento significativo no tecido pulpar contíguo. Este movimento, quer para dentro quer para fora da polpa, exerce uma deformação mecânica direta sobre as fibras nervosas livres de A de baixo limiar dentro dos túbulos e ou no tecido pulpar subjacente.

O movimento do fluido também pode causar um movimento concomitante dos dentinoblastos, que por sua vez podem deformar as fibras nervosas em contacto com o seu processo ou corpo celular. A membrana nervosa deformada aumenta a sua permeabilidade aos iões Na^+. O movimento rápido do sódio para o interior despolariza a membrana da fibra A e inicia-se um potencial de ação (impulso de dor).

Qualquer estímulo que extraia o fluido tubular da sua superfície externa provoca um fluxo para fora. O fluido perdido é imediatamente substituído pelo fluido do tecido pulpar que responde à força capilar dentro dos túbulos dentinários. O calor seco por fricção causado por uma broca durante a preparação da cavidade desidrata a dentina (evaporação). Até certo ponto, a tensão de fricção também pode pressionar mecanicamente o fluido para fora dos túbulos. As pressões de cinzelamento ou raspagem da superfície podem ter o mesmo efeito.

Para além do fluxo para o exterior produzido por estes agentes, os dentinoblastos e os terminais nervosos podem também ser esticados ou aspirados para o interior dos túbulos, provocando uma resposta dolorosa. Este fenómeno ocorre com muito menos frequência durante a preparação da cavidade quando o campo é mantido húmido com spray de água. Um jato de ar produz os mesmos resultados.

No entanto, Brannstrom descobriu que se o ar comprimido for aplicado na dentina durante um período de tempo suficientemente longo, esta torna-se insensível durante pelo menos 20 minutos, devido ao bloqueio do fluxo de fluidos pela acumulação de proteínas. Outros estímulos que desidratam, causando movimento para fora, são os materiais absorventes e as pastas higroscópicas.

As barras de chocolate e outros doces provocam frequentemente dores num dente com uma restauração defeituosa. O açúcar e as soluções hipertónicas criam um gradiente osmótico, provocando o movimento de fluidos das áreas tubulares mais profundas de menor concentração.

O aumento inicial do fluido dos túbulos dentinários resulta na ativação das fibras A de baixo limiar e na consequente dor aguda. Se existir uma inflamação concomitante no tecido pulpar subjacente, pode seguir-se uma dor persistente e surda como consequência da ativação das fibras C de limiar mais elevado.

A lacuna numa margem defeituosa ou numa obturação solta contém infiltração salivar entre a obturação e o dente. A percussão ou a mastigação de alimentos duros pode causar dor, se o material de obturação solto exercer uma ação de êmbolo contra os orifícios dos túbulos, conduzindo o fluido tubular para a ala pulpar.

A dor associada à estimulação térmica pode ser devida ao movimento do fluido dentro do túbulo, uma vez que os fluidos têm um coeficiente de expansão cerca de 10 vezes superior ao da parede do túbulo.

O frio provoca uma contração do fluido e o seu fluxo para o exterior, quer o túbulo esteja aberto ou fechado na sua superfície exterior. O calor, por outro lado, provoca a expansão do fluido e o seu movimento em direção à polpa, se o túbulo estiver fechado na superfície externa (isto é, coberto por esmalte ou cemento). Um aumento de temperatura de 20^0 F no terço externo do túbulo resultará numa expansão do conteúdo do túbulo e num deslocamento imediato de cerca de 5μm. Se o túbulo estiver aberto na superfície externa, a expansão causada pelo calor fará com que o fluido se afaste da polpa e transborde da sua abertura.

O calor seco também causa movimento e evaporação, resultando na aspiração dos dentinoblastos. A resposta dolorosa ao frio é mais rápida do que ao calor, porque há um rápido movimento para fora do conteúdo dos túbulos, enquanto que com o calor é necessário afetar um maior volume de dentina antes de se produzir uma deslocação suficientemente pronunciada do conteúdo dos túbulos. O calor numa polpa normal (intacta, não inflamada) não causa dor com muita frequência, mas quando o faz, é uma sensação mais fraca e de maior duração devido ao efeito vasodilatador (hipótese de Van Hassel). Este fenómeno deve-se provavelmente à ativação das fibras C localizadas mais profundamente no tecido pulpar.

Johnson et al. mediram *in vitro* o fluxo médio de fluido na dentina fracturada (túbulos abertos) por uma pressão hidrostática pulpar de 30 mm Hg. Verificaram que um túbulo patente pode ser esvaziado cerca de 10 vezes por dia. O exame histológico de 12 dentes extraídos sugeriu que ocorreu uma redução da camada odontoblástica devido à aspiração das células para os túbulos dentinários sob dentina exposta, cáries ou obturações com fugas. Concluíram que este fenómeno provocava um gradiente de pressão fisiológica que causava um fluxo para fora dos túbulos.

O fluxo de fluido para o exterior pode ser minimizado por precipitados de pastas dentárias dessensibilizantes que bloqueiam os túbulos dentinários à superfície. Vários agentes utilizados são: nitrato de potássio a 5% (Denquel), cloreto de estrôncio a 10% (Sensodyne, Thermodent), citrato de sódio dibásico (Protect), nitrato de potássio mais monofluorofosfato de sódio (Sensodyne F.)

Pashley demonstrou que uma solução de oxalato de potássio a 30% aplicada nos túbulos abertos resulta na formação de cristais de oxalato de cálcio. Estes cristais bloqueiam as aberturas dos túbulos e reduzem a condução hidráulica da dentina em cerca de 98%.

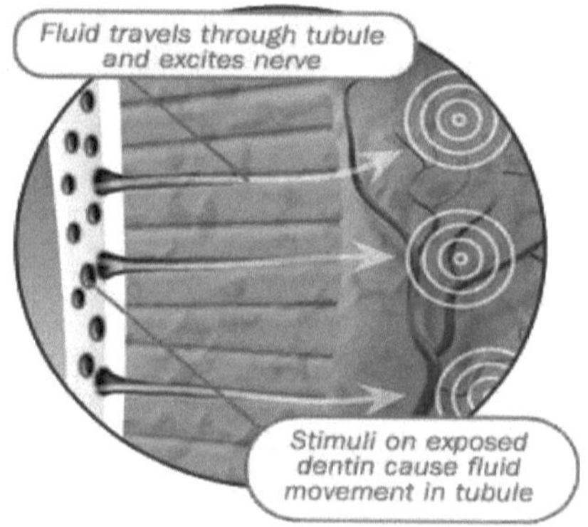

FIGURA-9

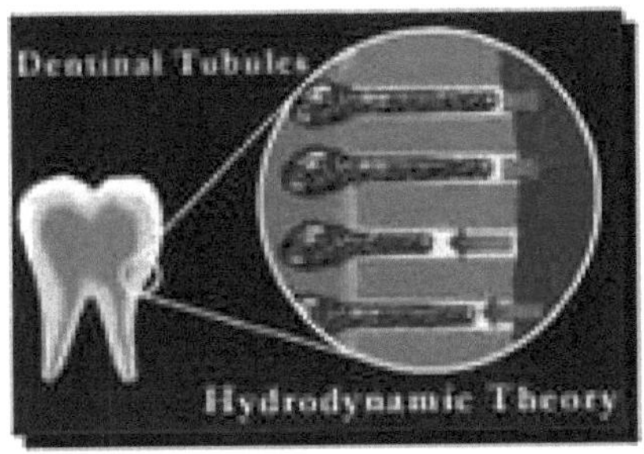

FIGURA-10

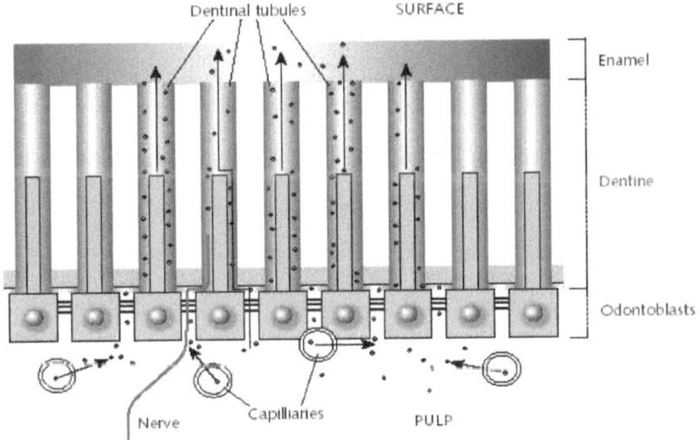

FIGURA-11

Diagrama representando a secção transversal de um dente com dentina exposta. A câmara pulpar é ricamente suprida por fibras nervosas e vasos sanguíneos. A exposição da dentina permite que o conteúdo líquido dos túbulos dentinários se mova, excitando assim as terminações nervosas sensoriais nas suas bases, o que acaba por dar origem à dor.[7]

-Duncanbanks

Teoria da transdução de odontoblastos

Deformação ou lesão dentinoblástica (transdução). Os dentinoblastos podem ser lesados por qualquer estimulante aplicado à dentina: térmico, mecânico, químico ou osmótico.

O dentinoblasto e o seu processo podem funcionar como um mecanismo transdutor quando a estimulação da membrana é transformada numa mensagem química ou eléctrica. Os dentinoblastos não actuam como receptores de estímulos; no entanto, quando deformados ou lesionados, podem produzir estímulos que são recebidos pelas terminações nervosas livres dentro dos túbulos ou em contacto com qualquer parte do dentinoblasto. O estímulo produzido pelos dentinoblastos pode ser devido a substâncias químicas libertadas pelas células lesadas, a alterações no seu potencial elétrico de superfície ou ao movimento associado à sua deformação.

1.   Ativação da quimioterapia

Os dentinoblastos lesionados podem libertar polipéptidos, chamados substâncias neurotransmissoras, que fazem com que as fibras nervosas nuas que se aproximam disparem um impulso. Aparentemente, estas substâncias químicas combinam-se com fibras de dor não mielinizadas na área envolvida, alterando a sua permeabilidade e fazendo com que o nervo dispare impulsos (potenciais de ação). A presença de "fossas revestidas" nos processos dentinoblásticos em áreas que se aproximam das fibras nervosas sugere um processo de transmissão de estímulos através da transferência de substâncias.

2.   Electroactivação

Uma lesão no processo dentinoblástico altera as cargas eléctricas da superfície da membrana plasmática no ponto da lesão. Estas alterações deslocam-se ao longo da membrana plasmática e estimulam os receptores da dor em contacto com qualquer porção dos dentinoblastos. Devido à matriz peritubular altamente calcificada, os potenciais de ação estão confinados a espalhar-se dentro dos túbulos, o que levou o notável neurofisiologista Lord E.D. Adrian (1963) a referir-se a eles como "eléctrodos embutidos". Avery indicou que qualquer movimento do citoplasma do processo dentinoblástico terá o mesmo efeito. Sicher observou que esta hipótese explica a sensibilidade da junção dentino-esmalte, onde a concentração e a arborização dos processos dentinoblásticos são maiores. Nessa junção, o estímulo produzirá uma mudança maior na carga elétrica do corpo dos dentinoblastos.

3.   Mecanoactivação

O simples movimento dos dentinoblastos pode, por sua vez, mover ou sacudir as fibras A-terminais, que têm um baixo limiar de excitabilidade. A deformação das membranas plasmáticas dos nervos aumenta a sua permeabilidade aos iões de sódio. O rápido movimento interno do sódio resultante despolariza a membrana da fibra e inicia-se um potencial de ação. A hidrodinâmica pode não ser responsável pela dor associada à escovagem ligeira de uma ponta de explorador através da dentina exposta devido à deslocação e fluxo insuficientes do fluido tubular.

Outra resposta que não entra em conflito com a teoria hidrodinâmica é que a dor se deve à estimulação direta dos processos dentinoblásticos, que funcionam como transdutores, transferindo o estímulo para as fibras nervosas. Ochi e Matsumoto teorizaram que, quando a dentina é estimulada, ocorre uma alteração morfológica (um inchaço ou contração momentânea) no processo dentinoblástico. Este transmite então a estimulação das fibras nervosas, resultando em dor.[11]

ETIOLOGIA DA HIPERSENSIBILIDADE DENTINÁRIA

A exposição da dentina só pode ocorrer por perda de tecido periodontal (recessão gengival) ou perda de esmalte.

- A perda de esmalte pode resultar de atrito, abrasão e erosão.
- A desnudação da superfície radicular pode resultar de recessão gengival, após determinadas cirurgias periodontais, doenças periodontais crónicas, traumatismos provocados por hábitos e escovagem incorrecta dos dentes.

Atrito

A atrição pode ser definida como a perda de estrutura dentária superficial resultante de fricção direta

força entre os dentes em contacto. Trata-se de um processo contínuo, dependente da idade, que é normalmente fisiológico. A atrição pode ser acelerada por movimentos mandibulares parafuncionais, bruxismo. [4]

A atrição afecta geralmente a superfície oclusal e proximal do dente. O efeito na superfície oclusal é mais pronunciado. Um dos principais sintomas sentidos devido a este desgaste da estrutura dentária é a hipersensibilidade do dente. Este facto pode ser consequência da exposição dos túbulos dentinários ao ambiente oral devido ao desgaste mecânico dos dentes.[7]

Achados clínicos

1. Aparência de pequenas facetas polidas na ponta da cúspide ou na crista ou ligeiro achatamento do bordo incisal. Isto pode ser visto como
   a. Atrito oclusal
   b. Atrito proximal

2. Morder as bochechas

Com o achatamento dos elementos da cúspide, perde-se a sobreposição vertical entre os planos inclinados. Isto fará com que os tecidos circundantes da bochecha e da língua sejam alimentados entre os dentes. Também provoca irritação gengival devido à impactação de alimentos e à proximidade da mesa oclusal à gengiva.[14]

3. Hipersensibilidade dentária

     É agravada pelo desgaste devido a

     a. Exposição dentária
     b. Estrangulamento pulpar e apical que ocorre devido a forças fisiológicas excessivas, rasgamento dos ligamentos periodontais, microfissuras e estrangulamento de substâncias irritantes.[2]

Erosão

É um processo de perda de estrutura dentária resultante de actos químico-mecânicos na ausência de microorganismos específicos. Pode ser causada por agentes intrínsecos ou extrínsecos. A maioria dos quais se situa na gama de pH ácido.[17]

A causa intrínseca da erosão é a libertação de regurgitação ácida associada a uma série de perturbações médicas e psicológicas. Considera-se que a erosão extrínseca tem uma etiologia dietética primária (bebidas ácidas, citrinos). Sognnaes referiu-se a estas lesões como ablações dentoalveolares e o conteúdo de fosfato de cálcio foi relatado como sendo normal com o nível de mucina elevado.[24] Estes frutos ácidos da dieta removem rápida e facilmente a camada de esfregaço para expor os túbulos (Ansi et al 1987).

Achados clínicos

JD Eccless classificou a erosão como

Classe I   →   Lesões específicas que envolvem apenas o esmalte.

Classe II   →   Lesões localizadas que envolvem a dentina durante menos de
1/3rd de superfície.

Classe III   →   Lesões generalizadas envolvendo a dentina para
mais de 1/3rd de superfície.

Clinicamente, a extensão das linhas de erosão pode variar desde linhas finas e imperceptíveis na JCE até à perda substancial de substância dentária, fazendo com que o dente tenha uma forma de ampulheta.

Abrasão

Define-se como a perda superficial da estrutura dentária resultante de forças de fricção directas entre os dentes e objectos externos ou de forças de fricção entre componentes dentários em contacto na presença de um meio abrasivo. Trata-se de um processo patológico.

As causas da abrasão são a escovagem dos dentes, o tabaco de mascar, os hábitos - cortar linhas de costura com os dentes, roer as unhas, fumar cachimbo, próteses iatrogénicas com porcelana que se opõem aos dentes naturais.

O grau de abrasão provocado pela escovagem dos dentes depende do dentífrico e do método de escovagem. A escovagem horizontal em ângulos rectos em relação ao eixo vertical resulta numa perda grave da estrutura dentária.[7]

Sinais clínicos

1.   Fosso em forma de V ou em forma de cunha no lado da raiz da junção cemento-esmalte nos dentes com recessão gengival.
2.   O ângulo formado na profundidade da lesão, bem como o do bordo do esmalte, é agudo.
3.   A lesão abrasiva tem um contorno linear, seguindo o trajeto das cerdas.
4.   A superfície da lesão na dentina é extremamente lisa e polida.

5.   A aplicação de sondas ou de estimulantes como calor, frio, doces, sobre a lesão pode provocar dor.

Recessão gengival

A recessão é a exposição da superfície radicular por um deslocamento apical na posição da gengiva. Os factores etiológicos incluem uma técnica de escovagem dos dentes incorrecta, fricção dos tecidos moles, inflamação gengival, fixação anormal do frénulo e movimento ortodôntico dos dentes. A suscetibilidade à recessão é influenciada pela posição dos dentes, ângulo ósseo da raiz, curvatura mesio distal da superfície dentária. A abrasão ou erosão do cemento exposto pela recessão deixa uma superfície dentinária subjacente que pode ser sensível.[11]

- Os procedimentos de tratamento periodontal, como o planeamento radicular, deixam a superfície radicular livre de cemento e os túbulos dentinários expostos, o que leva à sensibilidade.

- As diferenças no fluxo e na composição salivar podem contribuir para o desenvolvimento de dentina hipersensível, afectando a formação da smear layer, mesmo através da deposição de dentina intertubular.

Fator	Possíveis consequências
Trauma abrasivo	Exposição da dentina
Métodos de higiene oral	Perda da camada de esfregaço
Factores erosivos	Aumento da permeabilidade dos túbulos
Saliva	Menos dentina intratubular
Resposta da polpa dentária	Aumento do nervo intra-dentário
Inflamação neurogénica da polpa	Excitabilidade

QUADRO 1

PREVALÊNCIA E DISTRIBUIÇÃO

Os inquéritos que examinaram a hipersensibilidade dentinária relataram 15-18% das populações estudadas afectadas (Gray e Galasse 1977, Flynn et al 1985, Fischer et al 1992). Isto compara-se com a vasta gama de 8-30%, quando se utilizou a autoavaliação de métodos de diagnóstico menos precisos. (Abel 1958, Jensen 1964, Graft e Galasse 1977, Flynn et al 1985, Fischer et al 1992).[26]

A faixa etária da hipersensibilidade dentinária é ampla, indo desde o início da adolescência até mais de 70 anos (Fischer et al 1992). O pico de incidência situa-se entre os 20 e os 40 anos (Graft e Galasse 1977, Flynn et al 1985).[27]
A prevalência comum da condição durante 3rd e 4th décadas seria consistente com o aparecimento e a progressão da recessão gengival.

A aparente queda paradoxal da prevalência nas últimas décadas reflecte provavelmente as alterações da idade da dentina e da polpa, reduzindo tanto a permeabilidade da dentina como a resposta pulpar.[36]

Em alguns estudos, são referidas diferenças de género, com mais mulheres afectadas do que homens. (Graf, Galasse 1977, Flynn et al 1985, Addy et al 1987).

Em inquéritos recentes realizados por Chabanski et al 1996, Collaert e speelmen 1991 referem que não existem diferenças entre os sexos, mas que o pico de incidência se situa na década de 50 . [th52]

Distribuição da hipersensibilidade dentinária

A área cervical vestibular é o principal local de predileção para a hipersensibilidade dentinária. (Jensen 1964, Graft e Galasse 1977, Flynn et al 1985, Orchardson e Collins 1987). É também o local de predileção para a recessão gengival (Watson 1984) e a área onde o esmalte é mais fino.

Os agentes etiológicos são, portanto, susceptíveis de estar implicados na localização da lesão, se não na sua iniciação. Os dentes mais frequentemente afectados são os caninos e 1st pré-molares, depois os incisivos e 2nd pré-molares caninos, e menos frequentemente os molares (Graff e Galasse 1977, Flynn et al 1985, Fischer 1992).[62]

A distribuição da hipersensibilidade dentinária parece mostrar uma correlação negativa com os índices de placa bacteriana registados por local em estudos epidemiológicos. Assim, os valores de placa cervical vestibular em caninos e pré-molares tendem a ser mais baixos do que noutros locais vestibulares.[37]

CARACTERÍSTICAS CLÍNICAS

A maioria das áreas hipersensíveis ocorre na dentina radicular exposta nas margens cervicais, geralmente nas superfícies vestibulares dos caninos e pré-molares.

Quando a hipersensibilidade ocorre após um tratamento periodontal, pode ser evidente uma distribuição diferente.

O principal sintoma da hipersensibilidade dentinária é uma dor aguda de curta duração. A causa mais frequente é a sensibilidade ao frio. A dor também pode ser provocada por líquidos quentes, alimentos doces e ácidos, utilização de palitos de dentes, etc. Os dentes hipersensíveis não reagem todos aos mesmos estímulos. [41]

Sem alterações radiográficas na arquitetura periapical.

Origens da dentina hiper-sensível[8]

Exposição da dentina

Perda de esmalte

Recessão gengival

Perda de cemento

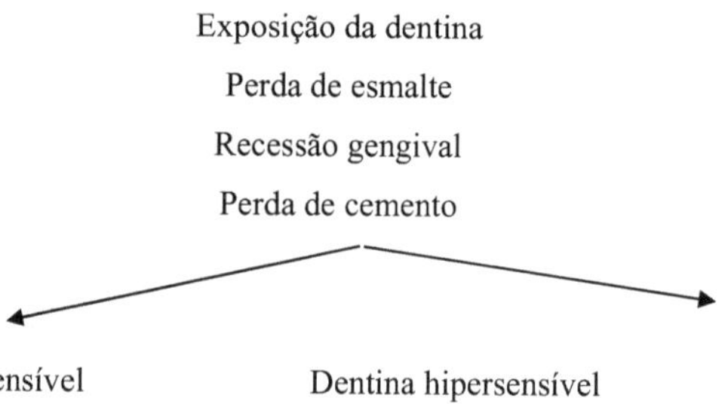

Dentina não sensível

Dentina hipersensível

Oclusão dos túbulos

Túbulos abertos

Diminuição da permeabilidade da dentina   Aumento da permeabilidade da dentina

Diminuição da estimulação nervosa

Aumento da excitabilidade do nervo

AVALIAÇÃO DA HIPERSENSIBILIDADE

Tradicionalmente, a hipersensibilidade dentinária tem sido avaliada principalmente (subjetivamente) com base na resposta subjectiva de cada paciente ao estímulo apresentado, por exemplo, sob a forma de escalas de classificação verbal e visual analógica e questionários.[38]

De acordo com modificações recentes de Holland et al, pode ser avaliada em termos da intensidade do estímulo necessária para evocar a dor (avaliação baseada no estímulo) ou como a avaliação subjectiva da dor produzida por um estímulo (avaliação baseada na resposta). [3]

Os métodos baseados no estímulo envolvem normalmente a medição do limiar da dor, enquanto os métodos baseados na resposta envolvem a estimativa da gravidade da dor.

AVALIAÇÃO SUBJECTIVA

Escalas de Avaliação Verbal

Keele descreveu uma escala de quatro pontos que classifica a dor como ligeira, moderada, grave e agonizante. As escalas de classificação verbal oferecem uma escolha restritiva de palavras que podem não representar a experiência de dor com uma precisão significativa para todos os doentes. As modificações das escalas de classificação verbal são as seguintes.[23]

De acordo com Hansen (1992), dor simples antes do tratamento, dor / ausência de dor após o tratamento.

De acordo com Gillman e Newman (1993)

0=Não há desconforto

1=Desconforto ligeiro

2=Desconforto acentuado

3=Desconforto marcado que se perde durante mais de 10 segundos

De acordo com Gedalia et al (1987)

1 =Sem dor

2=Só desconforto

3=Dor

4=Dor intensa

5=Dor insuportável

De acordo com Lecointre et al (1986), Thrash et al (1992), Ayad et al (1994), Schigg et al (1998), Nagata et al (1994)

0=Nenhum desconforto significativo, consciente do estímulo

1=Desconforto mas sem dor intensa

2=Dor intensa durante a aplicação do estímulo

3=Dor intensa durante e depois
    aplicação de estímulos.

De acordo com Ayad et al 1994, Schigg et al, 1998

0=Dente / O indivíduo não responde ao estímulo de ar.

1=Dente / sujeito responde ao estímulo do ar mas
    não solicita a interrupção do estímulo.

2=Dente / sujeito responde ao estímulo do ar e
    solicita a interrupção do tratamento ou muda de estímulo.

3=Dente / sujeito responde ao estímulo do ar e
    considera a interrupção do estímulo.

Escalas visuais analógicas (EVA)

Uma escala visual analógica é uma linha com 10 cm de comprimento, cujos extremos representam os limites da dor que um doente pode sentir devido a um estímulo externo. (Nenhuma dor num extremo e a maior dor no outro extremo).

Os doentes são convidados a colocar uma marca na linha de 10 cm que indica a intensidade do seu nível atual de sensibilidade e desconforto após a aplicação do estímulo.[42]

Vários investigadores compararam a EVA com outras escalas de dor e os resultados indicaram que a EVA se correlaciona bem com estes métodos e parece ser mais sensível na discriminação entre vários tratamentos e alterações na intensidade da dor.[35]

Scott e Huskisson demonstraram que as escalas gráficas de avaliação que são EVA, com termos descritivos colocados em intervalos ao longo de uma linha de 10 cm, podem ter a vantagem de ajudar os doentes a decidir a posição da sua pontuação.[26]

Estes investigadores concluíram que este tipo de classificação constituía o melhor método disponível para medir a dor ou o alívio. Uma objeção à escala de classificação gráfica é o facto de as palavras por baixo da escala poderem induzir uma maior densidade de agrupamento de respostas próximas das mesmas. A EVA só pode fornecer uma avaliação unidimensional da dor e, como tal, não pode distinguir entre os aspectos sensoriais, de intensidade e afectivos da dor. No entanto, a EVA é considerada preferível a uma escala de classificação numérica em que o indivíduo classifica a intensidade da dor numa escala que inclui várias categorias distintas.[33]

Avaliação objetiva

A avaliação objetiva da hipersensibilidade é feita através de estímulos mecânicos, químicos, eléctricos, evaporativos e térmicos.

Estimulação mecânica

A sondagem da dentina com um explorador afiado tem sido utilizada para estimulação mecânica. Para tornar a estimulação tátil mais precisa, foram desenvolvidas sondas sensíveis à pressão, como a sonda yeaples, com forças quantitativas e reprodutíveis, mas este método consome muito tempo, tanto para o investigador como para o sujeito. No entanto, uma limitação da estimulação tátil é que, em muitos casos, a sensibilidade da dentina está limitada a uma área mais pequena que não é necessariamente alcançada pela sonda estimuladora. É evidente a partir desta observação que nem todos os dentes hipersensíveis são sensíveis à estimulação tátil. Além disso, o teste prolongado com uma forma de estímulo pode interferir com a forma seguinte e, consequentemente, pode haver uma resposta subjectiva alterada por parte do sujeito. O condicionamento do dente também pode ser um problema. A sondagem repetida pode resultar na oclusão dos túbulos dentinários, o que pode afetar a hipersensibilidade da dentina.[41]

Estimulação química (osmótica)

O estímulo osmótico para a avaliação da hipersensibilidade dentinária foi popularizado por Anderson. A aplicação de uma solução hipertónica cria um gradiente de concentração através da dentina e induz um movimento de fluido, o que estimula os receptores e, consequentemente, produz hipersensibilidade.[17]

O cloreto de cálcio e o cloreto de sódio são normalmente utilizados porque a osmolaridade destas soluções é inferior à do fluido dentinário, pelo que o fluido flui de uma área de maior para uma área de menor osmolaridade. O cloreto de cálcio excita os nervos intradentários devido ao movimento osmótico do fluido, mas na dentina profunda deprime a atividade nervosa devido ao seu efeito direto do cálcio na estabilização da membrana excitável.[22]

Anderson e os seus colaboradores descobriram que a aplicação repetida da mesma solução hipertónica a preparações de cavidades nos dentes de indivíduos não anestesiados evocava cada vez menos relatos de dor. Também demonstraram uma redução no fluxo de fluido na dentina em aplicações repetidas. Isto deveu-se à difusão do soluto no fluido dentinário que o carregou, de modo que a aplicação subsequente da solução produziu um gradiente osmótico cada vez menor.[26]

Estimulação eléctrica

Para avaliar a hipersensibilidade da dentina, é imperativo dispor de um estímulo mensurável e controlado. A estimulação eléctrica é conveniente neste aspeto, porque a intensidade do estímulo necessária para evocar uma resposta sensorial pode ser determinada com precisão. O aparelho de teste da polpa eléctrica tem sido utilizado em ensaios clínicos e em alguns estudos, indicando que os limiares eléctricos dos dentes estão inversamente correlacionados com o grau de hipersensibilidade da dentina. [18]

Nos instrumentos utilizados nestes estudos, as leituras de saída eram proporcionais à tensão e não à estimulação da corrente e os estimuladores não eram do tipo de corrente constante. Quaisquer alterações na impendência do circuito de estimulação teriam resultado numa alteração da intensidade efectiva da corrente na polpa. O limiar elétrico não é uma medida válida da hipersensibilidade da dentina.[20]

A eficácia de um estímulo elétrico na estimulação de um dente não depende da presença de receptores na junção dentina-polpa. A ativação ocorre provavelmente mais nos componentes centrais dos axónios na polpa dentária. No entanto, é possível que as alterações funcionais no sistema nervoso central possam afetar a perceção da dor dentária e, por conseguinte, também os limiares da estimulação eléctrica.[9]

Estímulos evaporativos (desidratantes)

A utilização de ar como estímulo nocivo em testes de hipersensibilidade dentinária tem sido amplamente utilizada desde Blannstram, Linden e Atrom. É considerado um estímulo térmico e evaporativo combinado, sendo que qual dos efeitos é mais pronunciado depende provavelmente da duração e da temperatura do fluxo de ar.[35]

Na maioria dos estudos, foram utilizados jactos de ar à temperatura ambiente. Foram recomendados jactos de ar curtos (1 segundo) para evitar a evaporação excessiva e as consequentes alterações, bem como efeitos pulpares indesejáveis.[8]

Vários estudos recentes referiram que os jactos de ar a 20°C eram mais eficazes do que o frio de contacto a temperaturas mais baixas na indução da dor. Os jactos de ar afectam uma área mais vasta de dentina, o que pode ter contribuído para as respostas de dor mais intensas em comparação com o frio de contacto a 20°C.[19]

A dor nesta condição deve-se à estimulação dos nervos por um mecanismo hidrodinâmico criado pela evaporação do fluido dentinário através da aplicação de jato de ar.

A direção do jato de ar deve ser de 90° em relação à superfície da dentina para obter o nível máximo de evaporação da água.

A estimulação com jactos de ar é um estímulo válido para estimar a hipersensibilidade da dentina.

Efeito do jato de ar na dentina exposta

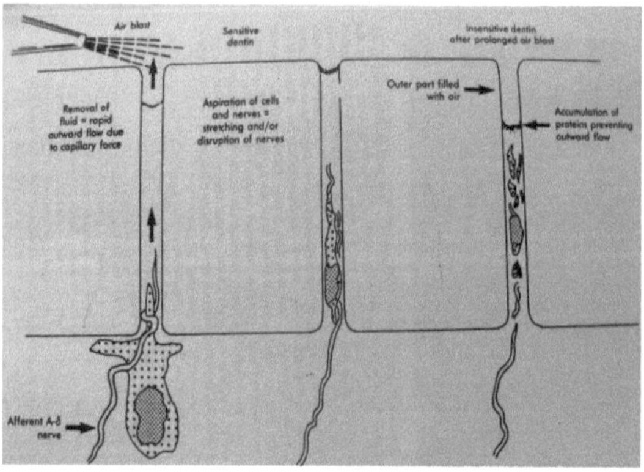

FIGURA-12

Estimulação térmica

A água fria a diferentes temperaturas, o cloreto de etilo e vários tipos de sondas de frio de contacto têm sido utilizados para avaliar a sensibilidade da dentina. O frio parece ser o estímulo mais potente para induzir dor na dentina hipersensível. Assim, o frio é provavelmente o estímulo mais válido para a determinação e o grau de hipersensibilidade da dentina. A maioria dos dentes hipersensíveis responde ao frio e o estímulo é típico da dentina hipersensível, rápido, agudo e transitório. A estimulação pelo calor é muito menos eficaz do que pelo frio. Os doentes toleram melhor os estímulos frios do que os estímulos quentes e existe um menor perigo para a câmara pulpar.[32]

O calor pode induzir uma dor forte em dentes com pulpite, mas sabe-se que ativa principalmente as fibras "C" intradentárias que não estão envolvidas na hipersensibilidade da dentina. Assim, a estimulação pelo calor parece ter um valor limitado nos testes clínicos de hipersensibilidade dentinária, mas pode ser útil na descrição de dentes com pulpite aguda. O ar quente tem sido utilizado como estímulo térmico aplicado à dentina exposta; a evaporação do fluido na superfície da dentina é provavelmente o estímulo mais eficaz. É importante salientar que as avaliações com sondas térmicas e banho-maria têm limitações.[45]

Efeito do frio nos túbulos dentinários

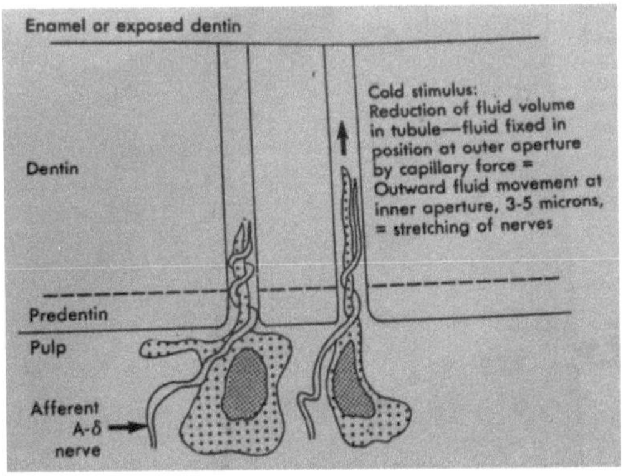

FIGURA-13

Pressão hidrostática

A estimulação com pressão hidrostática elevada ou reduzida foi utilizada em experiências com animais.

A pressão hidrostática induziu uma sensação de dor aguda em humanos. A filtração de fluidos, que seria um estímulo ideal, não foi utilizada clinicamente devido a dificuldades técnicas. Por estas razões, a avaliação da pressão hidrostática não foi recomendada para a avaliação da hipersensibilidade da dentina.

DIAGNÓSTICO DIFERENCIAL

A dor semelhante à sentida na hipersensibilidade dentinária pode ser devida a [54]

1. Dentes lascados

2. Síndrome do dente rachado

3. Restaurações fracturadas

4. Oclusão traumática

5. Dor pós-operatória

6. Cáries dentárias

Dentes lascados

A quebra do esmalte pode resultar na exposição da dentina e provocar dor devido à hipersensibilidade da dentina.[43]

Síndrome do dente rachado

O doente queixa-se de dores esporádicas e agudas durante a mastigação ou quando se liberta do aperto e de dores provocadas por alimentos ou bebidas frias. Na maioria dos casos, o doente não consegue localizar a origem da dor.[45]

Esta dor ocorre devido a uma fratura incompleta do dente. Quando partes da coroa são separadas por forças oclusais, a dentina subjacente fica momentaneamente exposta. Como resultado do movimento hidrostático do fluido dentro dos túbulos dentinários, o paciente sente dor.[15]

Os molares mandibulares são normalmente propensos a fracturas.

Ao exame clínico, pode ser revelada uma fissura descolorida que se estende sobre uma crista marginal. O método de diagnóstico mais fiável consiste em reproduzir a dor. Pode ser utilizada uma preguiça dentária para aplicar uma pressão de mordida selectiva nas cúspides e fossas até a dor ser reproduzida.[19]

A transiluminação com uma luz de fibra ótica também é utilizada no diagnóstico.

A aplicação do corante - azul de metileno no dente suspeito revela a linha de fratura.[34]

Tratamento

Redução imediata do contacto oclusal do dente através da trituração selectiva da cúspide ou cúspide do antagonista oclusivo.

O tratamento definitivo implica a necessidade de uma cobertura oclusal completa para proteção das cúspides.[5]

Restauração fracturada

Um desenho inadequado da preparação da cavidade ou uma força oclusal invulgar podem ser a causa da fratura de qualquer restauração.

As soluções saturadas de cloreto de cálcio são úteis para explorar a integridade das margens das coroas ou de outras restaurações.

Uma bola de algodão saturada com esta solução é colocada na margem; a ausência de resposta dolorosa num doente não anestesiado indica que a margem está apertada / intacta ou que a dentina é insensível. Podem ser utilizados corantes como o azul de metileno para revelar a fratura das restaurações.[7]

Dor pós-operatória

Foi relatada dor pós-operatória após restaurações directas e indirectas. Os cimentos de cimentação, devido à sua natureza ácida, causam dor pós-operatória em restaurações indirectas.

Nos compósitos posteriores, a dor pós-operatória deve-se aos seguintes factores[54] :

1.   No condicionamento adverso da dentina

2.   Toxicidade do compósito em si

3.	Contração de polimerização da resina seguida de microfugas

4.	Interferências oclusais

Este fenómeno só pode ser reduzido através da utilização de cuidados críticos durante a inserção da restauração.

Cáries dentárias

A cárie dentária é uma doença microbiana dos tecidos calcificados dos dentes, caracterizada pela desmineralização da parte inorgânica e destruição da substância orgânica.

Quando este processo afecta a dentina, a polpa, produz dor devido ao facto de o microrganismo ou os seus produtos iniciarem uma resposta inflamatória.[34]

Oclusão traumática

Um dente traumatizado por bruxismo ou uma restauração em hiperoclusão responde frequentemente como o dente com dor ligeira.

O dente não é doloroso durante a mastigação, mas há presença de desconforto.[23]

Exame

As facetas de desgaste do dente devem ser verificadas, os dentes afectados não são sensíveis à percussão.[9]

Tratamento

Deve ser feito o alívio do ponto de trauma oclusal através da retificação dos pontos altos e da remodelação da área.[9]

GESTÃO

Inclui

- Diagnóstico
- Prevenção
- Tratamento

Diagnóstico

Depende **de**

- Identificação da zona ou zonas de dentina exposta que, quando adequadamente estimuladas, produzem dor.
- Identificação dos factores que expuseram a dentina (etiologia).
- Para excluir outras causas de dor, quer sejam entidades separadas ou coexistentes com a hipersensibilidade dentinária.[51]

Prevenção

A prevenção é melhor do que a cura e um dos papéis da educação para a saúde dentária deve ser a prevenção da ocorrência de hipersensibilidade dentinária (Addy e West 1994). É interessante notar que muitos dos métodos preventivos que foram sugeridos para lidar com a erosão dentária (Imfeld 1996) também parecem adequados para gerir a hipersensibilidade dentinária. Nos casos de hipersensibilidade dentinária estabelecida, é necessário remover quaisquer factores causais ou predisponentes.[54]

As abordagens básicas incluem

- Prevenir a exposição da dentina radicular, reduzindo a incidência de recessão gengival.

- Identificação e eliminação de quaisquer factores erosivos intrínsecos e extrínsecos. Um registo alimentar pode ser útil para identificar os factores erosivos.

- Um método para melhorar a resistência do hospedeiro pode ser o aumento do fluxo salivar.

  Por exemplo, a mastigação de pastilhas elásticas tende a aumentar o fluxo salivar e o pH oral.

- Os efeitos tampão das pastas dentárias de bicarbonato têm sido sugeridos como possíveis formas de combater a erosão ácida (Imfeld 1996) e isto pode ser propenso à hipersensibilidade da dentina.[12]

Tratamento

- Isto pode ser considerado com base na extensão e na gravidade da dor.

- Para problemas isolados, a terapia é, em grande parte, efectuada por profissionais e deve ser orientada para vernizes, materiais de preenchimento adesivos e restaurações cervicais.

- Em caso de hipersensibilidade geral, pasta de dentes adequadamente formulada, incluindo as que contêm flúor, ou bochechos com fluoreto de estrôncio.

- Em casos mais graves e intratáveis, deve ser considerada a terapia do canal radicular.[42]

Oclusão dos túbulos

A hipersensibilidade dentinária é devida a túbulos dentinários patentes, pelo que uma forma de reduzir a sensibilidade dentinária é ocluir os túbulos. A oclusão dos túbulos pode ocorrer naturalmente e por meio de agentes dessensibilizantes aplicados externamente.[8]

Dessensibilização endógena

A camada superficial

Clinicamente, uma superfície hipersensível tem túbulos mais largos e mais numerosos do que a dentina não sensível, que apresenta poucos túbulos patentes. Um dos objectivos do tratamento seria promover a formação de smear layers ou depósitos superficiais impermeáveis e impedir a sua remoção. As coberturas superficiais podem incluir a deposição de minerais salivares como na formação de cálculos.[54]

Dentina intra-tubular

A microscopia eletrónica de transmissão da dentina não-sensível revela que os túbulos dentinários são ocluídos por material denso em electrões (Yoshiyama et al 1990) que pode ser dentina intratubular (ou peritubular). O modo de formação da dentina intratubular é incerto, mas parece requerer a presença de processos odontoblásticos viáveis (Linde e Goldberg 1993). Os locais de formação da dentina intra-tubular podem variar com a idade e com o local no dente.

Na dentina coronal, os depósitos cristalinos intratubulares podem ser de origem salivar (Eda et al 1996), enquanto a esclerose da dentina radicular pode ser devida à deposição de material da polpa.[45]

Dentina terciária

A dentina do trato morto é insensível à estimulação. Os tractos mortos são formados quando uma dentina tubular terciária é rapidamente depositada, isolando efetivamente o túbulo da polpa.

Distinguem-se dois tipos de dentina terciária

1. A dentina reactiva é depositada pelos odontoblastos primários em resposta a um
    estímulo ligeiro.

2. A dentina reparadora é produzida por odontoblastos secundários derivados de células
    pulpares em resposta a um estímulo mais intenso.

A quantidade de dentina terciária depositada diminui com o aumento da espessura da
dentina remanescente sobre a polpa. Estudos mostram que as respostas à estimulação
transdentinária são efectivas apenas com uma espessura de 100 - 200µm.[56]

Materiais exógenos

A abordagem mais direta para dessensibilizar a dentina é bloquear os orifícios dos
túbulos com uma barreira (Ling e Gillam 1996).

Tal como acontece com os defeitos de erosão, as barreiras de superfície podem ser
criadas a partir dos constituintes da pasta de dentes ou através da aplicação de agentes tópicos
ou materiais de restauração, incluindo,

- Vernizes

- Agentes de ligação da dentina

- Resinas compostas

- Cimento de ionómero de vidro

- Compomidores

As barreiras de superfície tendem a ser eficazes enquanto permanecerem no local. No
entanto, quando a cobertura é removida, a sensibilidade regressa normalmente aos níveis
iniciais. Para proporcionar uma dessensibilização eficaz, é de supor que os materiais têm de ser
retentivos e robustos. A eficácia da dessensibilização deve ser melhorada se o material puder
entrar nos túbulos para formar marcas, como pode ser o caso de algumas resinas. No entanto,

a qualidade das ligações entre a resina e a dentina é uma questão extremamente complexa. Embora a força de ligação possa determinar a retenção do material, a extensão dos tampões intratubulares pode ser mais importante para proporcionar um selamento eficaz. É necessário desenvolver materiais que sejam especificamente concebidos para penetrar nos túbulos dentinários e aderir à dentina intra-tubular, tornando-se, de facto, parte da dentina.[32]

Conteúdo dos túbulos

O fluido no interior dos túbulos dentinários é um elo importante no mecanismo hidrodinâmico. Pensa-se que o fluxo de fluido induzido pelo estímulo é responsável pela ativação do nervo intra-dentário. Por conseguinte, poderá ser possível aumentar a viscosidade dos fluidos tubulares de modo a que um determinado estímulo gere um menor fluxo de fluido. A viscosidade do fluido tubular pode ser aumentada através do aumento do seu conteúdo proteico macromolecular. Os materiais exógenos aplicados na superfície da dentina tendem a ser lavados para fora dos túbulos pelo fluxo contínuo do fluido dentinário. No entanto, o fluido dentinário contém proteínas plasmáticas, como o fibrinogénio e a albumina, provenientes dos vasos sanguíneos pulpares. Estas proteínas fazem provavelmente parte da reação de defesa pulpar e podem contribuir para os mecanismos naturais de dessensibilização. Atualmente, é difícil imaginar como é que a viscosidade do fluido tubular pode ser alterada como medida terapêutica.[45]

Modificação da excitabilidade nervosa

Difusão nos túbulos dentinários

Os agentes dessensibilizantes, como os iões de potássio, destinam-se a reduzir a excitabilidade do nervo intra-dentário. Markowitt et al (1991) sugeriram que os iões de potássio aplicados na superfície externa da dentina podem difundir-se ao longo dos túbulos e bloquear a junção do nervo intra-dentário, aumentando a concentração local extracelular de iões de potássio. Mas nunca foi confirmado em dentes humanos, onde as distâncias de difusão são maiores.

É tecnicamente difícil medir o (K+) na extremidade interna dos túbulos dentinários in vivo. No entanto, Pashley e os seus colegas estudaram a difusão do iodo radioativo através da dentina in vitro e in vivo. Demonstrou-se que a difusão ao longo dos túbulos dentinários depende do gradiente de concentração, do comprimento do túbulo e do coeficiente de difusão da substância.

Stead et al (1996) utilizaram uma abordagem matemática para modelar a difusão de K+ na dentina. O modelo revelou que, quando o K+ na extremidade exterior dos túbulos é aumentado para 500 mm para estimular a ação, o K+ na extremidade interior dos túbulos pode exceder o K+ mínimo necessário para bloquear a condução nervosa. No entanto, os efeitos eram transitórios e o K+ efetivamente atingido dependia da velocidade do fluxo do fluido tubular e da permeabilidade da barreira de difusão entre o túbulo e a polpa. Mc Cormarck e Davies (1996) sugeriram que os odontoblastos poderiam estar envolvidos na mediação das acções dessensibilizantes do K+, através de um mecanismo de segundo mensageiro envolvendo a libertação de óxido nítrico (NO). Propõe-se que o K+ possa de alguma forma atuar na extremidade periférica dos processos odontoblásticos, sendo o NO libertado na polpa para modular a excitabilidade do nervo. No entanto, até à data, esta hipótese não foi testada experimentalmente.[25]

Fluxo de fluido dentário

Nos túbulos dentinários abertos, existe um fluxo constante de fluido dentinário para o exterior (Vongsavan, Matthews) que tenderá a opor-se a qualquer difusão para o interior. Pashley e Matthews mostraram que a difusão interna de I através da dentina in vitro contra um fluxo forçado de fluido para o exterior era maior na presença de uma camada de esfregaço intacta. Intuitivamente, seria de esperar que a difusão fosse maior onde os túbulos dentinários tivessem aberturas mais largas. No entanto, para um determinado gradiente de pressão de fluido através da dentina (pressão sanguínea pulpar efectiva), o fluxo dos túbulos dentinários será reduzido por uma abertura estreita dos túbulos.

Uma vez que o fluxo de volume varia com a quarta potência do raio do túbulo, enquanto a difusão varia com o quadrado do raio, uma dada diminuição no raio do túbulo causará uma redução proporcionalmente maior no fluxo de fluido do que na difusão. No entanto, o fluxo de fluido através da dentina não é uniforme utilizando a microscopia eletroquímica de varrimento. Macpherson et al descobriram que o fluxo de fluido através da dentina varia consideravelmente entre os túbulos, mesmo dentro de uma área de dentina de 500μm quadrados. Estas diferenças regionais na permeabilidade da dentina, onde o fluxo de fluido pode estar relacionado com variações na densidade dos túbulos e no padrão de ramificação entre túbulos.[32]

Pressão pulpar

A pressão que impulsiona o fluido dos túbulos dentinários é derivada dos vasos sanguíneos pulpares. O fluxo sanguíneo pulpar é reduzido após a infiltração de lignocaína a 2% com adrenalina, o que se deve em parte à ação do vasoconstritor, bem como ao bloqueio dos nervos sensoriais, que se sabe exercerem uma ação vasodilatadora tónica.

A difusão para o interior das substâncias aplicadas pode ser aumentada através do aumento do gradiente de concentração. Isto provou ser eficaz com soluções anestésicas locais aplicadas topicamente na dentina. A difusão de partículas carregadas pode ser aumentada com a iontoforese.

Produtos para uso doméstico

Estes produtos são agentes disponíveis comercialmente, como sais de potássio, sais de estrôncio, sais de flúor em pasta de dentes, colutórios e formações de gel.

Acredita-se que estes agentes reduzem os sintomas de hipersensibilidade dentinária através da oclusão dos túbulos dentinários, bloqueando assim o estímulo e a resposta neural e/ou interceptando a resposta neural por intervenção química. A escovagem dos dentes raramente dura mais de um minuto, nem um tratamento com elixir bucal. Por conseguinte, o efeito do agente numa pasta de dentes ou num elixir bucal tem de ser rápido ou então o agente tem de se substanciar nos dentes e na mucosa.

Postula-se que os agentes que interceptam a resposta neural são eficazes porque os iões de potássio dos produtos aplicados se difundem para o interior e bloqueiam a resposta por intervenção química. Para uma difusão eficaz, a concentração de iões no orifício do túbulo deve ser tão elevada quanto possível. A difusão é reduzida pelo fluxo de fluido dentinário para o exterior e, se este for demasiado grande, a difusão para o interior será negligenciável. A eficácia destes produtos pode ser possivelmente melhorada aumentando a concentração do agente ativo no produto.

Tratamentos em consultório para dentina hipersensível

I.   Agentes de tratamento que não polimerizam

    a. Vernizes / Precipitantes

        i. Goma-laca

        ii. Verniz de fluoreto de sódio a 5%

        iii. Soluções de 1% NaF, 0,4% SnF2, 0,14% HF

        iv. 3% de oxalato monopotássico, mono-hidrogénio

        v. 6% de oxalato férrico ácido

        vi. Preparações de fosfato de cálcio

        vii. Hidróxido de cálcio

    b. Primários com HEMA

        i. 5% de gluteraldeído, 35% de HEMA em água

        ii. 35% de HEMA em água

II.   Tratamentos que sofrem reacções de endurecimento ou de polimerização

    a. Cimentos de ionómero de vidro convencionais

b.   Ionómeros de vidro reforçados com resina / compómeros

c.   Primários de resina adesiva

d.   Agentes de ligação de resina adesiva

III.   Utilização de protectores bucais

IV.   Ionotoforese

V.   Lasers

Tratamentos que não polimerizam vernizes/precipitantes

A utilização de fluoreto de sódio (NaF) a 5% num verniz espesso como dessensibilizador da dentina foi repetida por Clark et al (1985). O verniz actua ocluindo temporariamente os túbulos dentinários, mas o material perdura facilmente ao longo do tempo.

O polimento de superfícies radiculares sensíveis com uma pasta composta por 33% de NaF, 33% de caulino e 33% de glicerina é utilizado há mais de 50 anos. Queimar a pasta na dentina afetada com um pau de laranjeira durante 30 segundos.

- O oxalato de potássio também foi eficaz

- Imai e Akimoto demonstraram a eficácia de um procedimento em duas etapas, em que a dentina era primeiro saturada com uma solução de fosfato a 5%, seguida da aplicação sequencial de cloreto de cálcio a 10%.

A precipitação do fosfato de cálcio, ou seja, de um tamanho de partícula suficientemente pequeno para entrar nos túbulos dentinários, depende da concentração dos reagentes e especialmente do seu pH. Ainda não foram publicados quaisquer ensaios clínicos. [45]

Agentes dessensibilizantes

Os agentes dessensibilizantes podem ser aplicados pelo doente em casa ou pelo dentista. O mecanismo mais provável é a redução do diâmetro dos túbulos dentinários, de modo a limitar a deslocação do fluido nos mesmos.

De acordo com Trowbridge e Silver, isto pode ser conseguido através de

- Formação de uma camada de esfregaço produzida pelo polimento da superfície exposta.

- Aplicação tópica de agentes que formam precipitados insolúveis no interior dos túbulos.

- Impregnação de túbulos com resinas plásticas.

- Selagem dos túbulos com resinas plásticas.

Os dentífricos que contêm cloreto de estrôncio, nitrato de potássio, citrato de sódio são adicionais em gradientes para dessensibilização.

Sensodyne e Thermodent, que contêm cloreto de estrôncio, Crest sensitivity protection, Danquel, promise, que contêm nitrato de potássio, e protect, que contém citrato de sódio. Estes são os dentífricos que foram aprovados pela ADA para fins de dessensibilização.

Os agentes dessensibilizantes actuam através da precipitação de sais cristalinos na superfície da dentina que bloqueiam os túbulos dentinários por este grupo para apoiar a eficiência destas técnicas.

A pasta de hidróxido de cálcio é utilizada há muito tempo para tratar a dentina hipersensível.

Propriedades ideais do agente dessensibilizante

- Não deve ser irritante para a polpa

- A aplicação deve ser relativamente simples

- Deve ser de fácil aplicação

- A ação deve ser rápida

- Deve ter uma eficácia a longo prazo ou permanente

- Não deve produzir manchas

Têm sido utilizados vários agentes na tentativa de selar as extremidades periféricas dos túbulos em dentina sensível. Os agentes que foram experimentados e que se revelaram ineficazes são o hidróxido de cálcio, a formalina e o nitrato de prata. Os agentes de selamento dos túbulos que se revelaram bem sucedidos são o oxalato de potássio, o cloreto de estrôncio, o fluoreto de sódio e o fluoreto estanoso.

Oxalato de potássio

Como agente dessensibilizante, o oxalato de potássio foi desenvolvido por Greenhill e Pashley.

É vendido comercialmente sob a designação de Protect. Quando o oxalato de potássio é aplicado na superfície da dentina reage com o cálcio e produz cristais de oxalato de cálcio que bloqueiam os túbulos e impedem o fluxo de fluido através dos túbulos. A eficácia de uma única aplicação efectuada pelo dentista pode durar até 6 meses.

O aumento da concentração extracelular de potássio em torno dos nervos profundos da dentina provoca a sua despolarização, tornando-os assim menos excitáveis.

Greenhill e Pashley testaram o efeito de 29 agentes dessensibilizantes diferentes no movimento de fluidos na dentina in vitro. Relataram que o oxalato de potássio foi estatisticamente significativo na diminuição do movimento do fluido, com a maior redução (98,4%) na permeabilidade da dentina.

Na microscopia eletrónica de varrimento, o tamanho da abertura do tubérculo foi de 0,564 Am quadrado após o oxalato de potássio, 0,386 Am quadrado após o NaCl, 1,720 μm quadrado após o EDTA. O NaCl de pH baixo pode ser um adjuvante eficaz no tratamento da hipersensibilidade dentinária em pacientes submetidos a cirurgia periodontal ou recessão gengival.

Cloreto de estrôncio

Está contido em duas pastas dentárias existentes no mercado: Sensodyne e Thermodent. O estrôncio combina-se com o fosfato no fluido dentinário e, ao trocar com o cálcio na hidroxiapatite das paredes dos túbulos dentinários, pode produzir cristais de fosfato de estrôncio e fechar os túbulos dentinários. Goodman acredita que o ião estrôncio altera a transmissão neural, o que pode explicar a melhoria no alívio da sensibilidade. O estrôncio pode também estimular a formação de dentina de irritação e foi também referido que se liga à matriz dos túbulos, reduzindo assim o raio.

Nitrato de potássio

Foi desenvolvido pela Hodash. Está disponível comercialmente em pastas de dentes como Sensodyne menta fresca, Promise, Denquel. Goodman sugeriu que a dessensibilização pode ocorrer quer pela natureza oxidante do nitrato de potássio, quer pela cristalização, que bloqueia os túbulos, ou ambas. Ele também acredita que o ião potássio despolariza a membrana da fibra nervosa, na qual poucos ou nenhuns potenciais de ação podem ser evocados.

Pashley acredita que o nitrato de potássio não bloqueia os túbulos, mas reduz a sensibilidade dos nervos mecanorreceptores ao movimento do fluido dentinário nos túbulos, o que normalmente produziria estímulos dolorosos. Embora o fluido ainda se desloque, os nervos não disparam porque se tornam não excitáveis.[37]

Fluoretos

O fluoreto de sódio e o fluoreto estanoso têm sido utilizados como agentes dessensibilizantes há mais tempo do que qualquer um dos outros sais minerais. Inicialmente, o fluoreto de sódio era utilizado na forma de pasta (33%) e polido nas áreas sensíveis. Eram necessárias aplicações repetidas.

Goodman afirmou que se pensa que o fluoreto actua por reação entre o ião fluoreto e o cálcio ionizado no fluido tubular, formando um precipitado insolúvel de fluoreto de cálcio. Pode também estimular a formação de dentina de irritação.

Verificou-se que o fluoreto estanoso com carboximetilcelulose num gel de glicerina era significativamente mais eficaz do que um gel placebo na redução da hipersensibilidade e que uma solução acidulada de fluoreto de sódio diminuía a condução nos túbulos em 24,5%. Se o fluoreto de sódio fosse aplicado por iontoforese, a condução hidráulica nos túbulos dentinários diminuía em 33%.[8]

Iontoforese de fluoreto

Atribui-se a Gangerosa a popularização deste tratamento. Foi reconhecido como um tratamento bem sucedido para a hipersensibilidade dentinária. Para utilizar estes dispositivos alimentados por pilhas, o doente segura o elétrodo positivo na mão e o dentista, utilizando o elétrodo negativo, aplica uma solução de 2% de fluoreto de sódio nas áreas sensíveis dos dentes. Ao utilizar esta técnica, Simmons registou uma redução de 94 a 99% da hipersensibilidade.

A iontoforese com fluoreto de sódio produziu alívio imediato após uma aplicação, enquanto a aplicação tópica exigiu 2 a 3 aplicações.

Os autores concluíram que a iontoforese com fluoreto de sódio a 1% é o método de eleição para o tratamento da dentina hipersensível, uma vez que preenche todos os requisitos de um agente dessensibilizante ideal, exceto a permanência do efeito.

Mecanismo de ação

- Lefkowitt et al- a formação de dentina reparadora após a aplicação de corrente à dentina inibe a passagem de estímulos da dentina exposta para a polpa.

- A corrente produz parestesia ao alterar o mecanismo sensorial de condução da dor.

- O aumento da concentração de iões fluoreto nos túbulos provoca a microprecipitação de CaF_2, bloqueando os estímulos indutores de dor mediados pela hidrodinâmica.

Comparação do método de dessensibilização

Grau de alívio	Aplicação tópica de NaF	Iontoforese com NaF a 1%	Iontoforese com solução salina para doentes
Bom	33.33	55.55	-
Moderado	52.94	44.45	35.13
Nenhum	13.73	-	64.87

QUADRO-2

Num estudo realizado por David A Kem, Michael, T.McQuat comparou a eficácia do NaF a 2% isolado e do NaF com iontoforese e sugeriu que o fluoreto de sódio com iontoforese reduziu a hipersensibilidade dentinária do que o NaF isolado. [56]

Agentes de tratamento que sofrem reacções de endurecimento ou de polimerização[7]

1. Cimentos de ionómero de vidro convencionais

A utilização de cimento de ionómero de vidro reduz a sensibilidade para cerca de 89,7%. As lesões foram condicionadas com ácido cítrico a 50% durante 30-45 segundos, depois enxaguadas e secas antes da colocação do CIV.

O GIC liga-se à dentina através da quelação dos grupos carboxilo dos poliácidos com o cálcio no ápice da dentina, ligando-se quimicamente à dentina.

2. Cimento de ionómero de vidro modificado por resina

A taxa de sucesso da utilização do GIC modificado com resina é de cerca de 79%. O mecanismo de ligação é semelhante ao do GIC convencional.

Primários de resina adesiva

Podem ser utilizados para ocluir túbulos abertos de dentina hipersensível. A utilização de produtos de primário de resina adesiva demonstrou diminuir a permeabilidade da dentina.

Foi efectuado um estudo por (Lan Tano et al 1993), utilizando 6-8 camadas de primários após condicionamento ácido em pacientes. Após a evaporação do acetato, as superfícies tratadas foram fotopolimerizadas durante 20 segundos A sensibilidade foi avaliada antes e imediatamente após o tratamento. Após 1 mês, os doentes foram avaliados como não tendo sensibilidade. Após 9 meses, 6 dos 7 pacientes estavam livres de dor. Um dos problemas das resinas, que produzem películas finas, é que o oxigénio atmosférico pode difundir-se na película e interagir com as reacções de polimerização de radicais livres.

Sistemas de ligação de resina adesiva

Dayton et al avaliaram a utilização dos primeiros adesivos dentários de quatro gerações, comparando-os com vernizes no tratamento da hipersensibilidade. Jensen e Doering utilizaram um sistema fotopolimerizável para tratar a hipersensibilidade da superfície radicular. O Scotchbond (3m, Co St Paul, Minn) foi pintado nas áreas sensíveis da dentina exposta e fotopolimerizado durante 20 segundos. Os resultados mostraram que a sensibilidade foi eliminada em 89% das superfícies extremamente sensíveis e em 97% das superfícies moderadamente sensíveis.

- Foram também utilizadas as ligas de amálgama, 4 META, NPG - GMA, BPDM.
- Foi experimentada a utilização de resinas adesivas com flúor.

Orchardsan et al (1993) utilizaram aplicações múltiplas (duas vezes por semana durante 4 semanas) de uma resina fotopolimerizável contendo fluoreto. A desvantagem do sistema adesivo é que a sua polimerização é inibida pelo oxigénio atmosférico até uma profundidade de 10-15µm.

Protectores bucais

A utilização de um aparelho do tipo protetor bucal para administrar o agente dessensibilizante nitrato de potássio foi relatada pela primeira vez por Reinhalt et al. Utilizaram glicerina para dar ao KNO_3 uma consistência semelhante a um gel. Vários ensaios clínicos demonstraram a eficácia dos dentífricos com KNO a 5%3 na redução da hipersensibilidade dentinária.[51]

AVANÇOS RECENTES

Lasers

A justificação para a redução da hipersensibilidade dentinária induzida pelo laser baseia-se em dois mecanismos possíveis que diferem muito entre si. O primeiro mecanismo implica o efeito direto da irradiação laser na atividade eléctrica das fibras nervosas na polpa dentária, enquanto o segundo envolve a modificação da estrutura tubular da dentina através da fusão do tecido duro ou smear layer e subsequente selagem dos túbulos dentinários. Os lasers utilizados para o tratamento da hipersensibilidade dentinária podem ser divididos em dois grupos.[52]

- Lasers de baixo rendimento→ Hélio - Néon Gálio / Alumínio / Arsenieto (díodo).

- Lasers de saída média→ Nd:YAG, CO_2

Senda et al foram os primeiros a aplicar o laser de hélio-néon no tratamento da hipersensibilidade dentinária. Utilizaram uma potência de saída de apenas 6mw, que não afecta a morfologia da superfície do esmalte e da dentina, mas permite que uma pequena reação de energia atinja o tecido pulpar. Foi relatado que a eficácia do tratamento varia de 5,2 a 100%. A irradiação com laser de néon de hélio afecta a atividade eléctrica (potencial de ação) e não os nociceptores das fibras Aδ ou C. Foram utilizados três comprimentos de onda do laser de gálio / alumínio / arsexido (díodo) (780, 830, 900nm) para o tratamento da hipersensibilidade.

Os investigadores consideraram que o efeito analgésico estava relacionado com a transmissão nervosa deprimida causada pela irradiação do laser de díodo que bloqueia a despolarização dos aferentes da fibra C.[61]

A irradiação com laser Nd:YAG provoca uma diminuição da permeabilidade da dentina causada pela fusão da smear layer nos túbulos dentinários.

CO_2 reduziu a hipersensibilidade dentinária através da oclusão ou estreitamento dos túbulos dentinários. Wantable et al. relataram recentemente o uso do laser de Erbium: ítrio-alumíniogranada (Er:YAG) para o tratamento da hipersensibilidade dentinária. Quando se examinam as fotografias SEM da dentina irradiada por lasers como o CO2, Nd:YAG e excimer, observa-se normalmente a fusão e a resolução da dentina. Uma área sólida, ininterrupta, fundida e ressolidificada seria provavelmente menos permeável e bloquearia mais eficazmente os estímulos externos associados à hipersensibilidade dentinária e à penetração de microrganismos nos túbulos dentinários.[62]

NovaMin

Trata-se de um fosfosilicato de cálcio e sódio. Um material sintético composto por cálcio, sódio, fósforo e sílica. A sílica (vidro) contém cálcio, o fosfato é o mecanismo que une a superfície do dente. [56]

Mecanismo de ação

A sílica contendo cálcio, fosfato e sódio liga-se à superfície da raiz. O sódio tampona o pH acima de 7 (é necessário que o pH seja superior a 7 para permitir a precipitação de cristais na superfície do dente). Novamin liberta uma deposição rápida e contínua de uma camada natural, cristalina, de apatite de carbonato de hidroxilo (HCA) que é química e estruturalmente igual ao mineral do dente.[64]

Os produtos que o contêm são

- Acalmar R_x
- Dr. Collins restaura a pasta de dentes
- Oravive pasta revitalizante
- Buttler Nucare condicionador de raízes dentárias

Recaldent

Caseína e fosfopeptídeo e fosfato de cálcio amorfo (CPP-ACP) O fosfopeptídeo de caseína é um peptídeo proteico do leite que se liga ao fosfato de cálcio amorfo. O peptídeo derivado do leite contendo cálcio amorfo, o fosfato é o mecanismo de condução que se liga à superfície do dente.[27]

Mecanismo de ação

O fosfato de cálcio amorfo que está associado à proteína é libertado durante os desafios ácidos. O fosfato de cálcio amorfo é altamente solúvel. As mesmas agressões ácidas contínuas irão rapidamente lavar o fosfato de cálcio.[62]

Produtos que contêm este

- Pasta de goma Trident, MI

Sensistat

Trata-se de biocarbonato de argenina e de carbonato de cálcio. O biocarbonato de argenina é um complexo de aminoácidos que se liga ao carbonato de cálcio.[6]

Mecanismo de ação

O complexo de argenina liga-se à superfície do dente e permite que o carbonato de cálcio se dissolva lentamente e liberte cálcio e fósforo.[24]

Produtos que contêm este

- Negar, excluir

ACP (Fosfato de cálcio amorfo)

Trata-se de um fosfato de cálcio inorgânico amorfo obtido pela combinação de cálcio solúvel e fósforo.[56]

Mecanismo de ação

Sistema de duas fases que contém cálcio numa parte e fosfato noutra. Quando misturados, reagem para formar um material de fosfato de cálcio amorfo que se precipita na superfície do dente. O fosfato de cálcio amorfo é altamente solúvel, pelo que as agressões ácidas contínuas eliminam rapidamente o cálcio e o fosfato.

Produtos que contêm este

- Pasta dentífrica para o cuidado do esmalte Aron e Martelo.[58]

Conclusão

Uma compreensão completa da etiologia, patogénese e mecanismo da hipersensibilidade dentinária é essencial para o seu tratamento. Neste tópico, foram discutidas várias causas e analisados os seus factores predisponentes.

A prevenção e o alívio da dor podem ser efectuados através de diferentes métodos, tais como o selamento físico dos túbulos dentinários, a coagulação e precipitação do protoplasma tubular, o tratamento químico, a criação de um tampão tubular e a estimulação da formação de dentina secundária através de vários medicamentos.

Com base na etiologia e patogénese, o clínico pode gerir com sucesso a hipersensibilidade através da aplicação de diferentes modalidades de tratamento. Para concluir, no início do novo milénio, esperemos resolver nos próximos anos o enigma para os dentistas de todo o mundo

 - "Hipersensibilidade dentária" -

REFERÊNCIAS

1. West NX, Lussi A, Seong J, Hellwig E. Hipersensibilidade dentinária: mecanismos de dor e etiologia da dentina cervical exposta. Clin Oral Investig. 2013 Mar;17 Suppl 1:S9-19.

2. Liu XX, Tenenbaum HC, Wilder RS, Quock R, Hewlett ER, Ren YF. Patogénese, diagnóstico e tratamento da hipersensibilidade dentinária: uma visão geral baseada em evidências para os médicos dentistas. BMC Saúde Oral. 2020 Aug 6;20(1):220.

3. Splieth CH, Tachou A. Epidemiologia da hipersensibilidade dentinária. Clin Oral Investig. 2013 Mar;17 Suppl 1(Suppl 1):S3-8.

4. Addy M, West NX. O papel da pasta de dentes na etiologia e tratamento da hipersensibilidade dentinária. Toothpastes. 2013;23:75-87.

5. Nascimento MM, Dilbone DA, Pereira PN, Duarte WR, Geraldeli S, Delgado AJ. Lesões de abfração: etiologia, diagnóstico e opções de tratamento. Odontologia clínica, cosmética e investigativa. 2016 May 3:79-87.

6. Brännström M. Etiologia da hipersensibilidade da dentina. Actas da Sociedade Dentária Finlandesa. Suomen Hammaslaakariseuran toimituksia. 1992 Jan 1;88:7-13.

7. Addy M, West N. Etiologia, mecanismos e tratamento da hipersensibilidade da dentina. Opinião atual em periodontologia. 1994 Jan 1:71-7.

8. Burke FJ, Malik R, McHugh S, Crisp RJ, Lamb JJ. Tratamento da hipersensibilidade dentinária utilizando um sistema de ligação à dentina. International Dental Journal. 2000 Oct;50(5):283-8.

9. Jacobsen PL, Bruce G. Hipersensibilidade clínica da dentina: compreender as causas e prescrever um tratamento. O Jornal da prática dentária contemporânea. 2001 Feb 15;2(1):1-2.

10. Madléna M, Nagy G, Gábris K, Márton S, Keszthelyi G, Bánóczy J. Effect of amine fluoride toothpaste and gel in high risk groups of Hungarian adolescents: results of a longitudinal study. Caries research. 2002;36(2):142-6.

11. Conselho Consultivo Canadiano sobre Hipersensibilidade Dentária. Recomendações baseadas em consenso para o diagnóstico e tratamento da hipersensibilidade dentinária. Journal (Associação Dentária Canadiana). 2003 Abr;69(4):221-6.

12. Al-Sabbagh M, Andreana S, Ciancio SG. Hipersensibilidade dentinária: Revisão da etiologia, diagnóstico diferencial, prevalência e mecanismo. Jornal da Academia Internacional de Periodontologia. 2004 Jan 1;6(1):8-12.

13. Walters PA. Hipersensibilidade dentinária: uma revisão. J Contemp Dent Pract. 2005 May 15;6(2):107-7.

14. West NX. Hipersensibilidade da dentina. Erosão Dentária. 2006;20:173-89.

15. Bamise CT, Olusile AO, Oginni AO. Uma análise dos factores etiológicos e predisponentes relacionados com a hipersensibilidade dentinária. J Contemp Dent Pract. 2008 Jul 1;9(5):52-9.

16. Stojšin I, Petrović L, Stojanac I, Drobac M. Multi-factorialidade da hipersensibilidade da dentina. Medicinski pregled. 2008;61(7-8):359-63.

17. Porto IC, Andrade AK, Montes MA. Diagnóstico e tratamento da hipersensibilidade dentinária. J Oral Sci. 2009 Sep;51(3):323-32.

18. Vieira AH, Santiago SL. Tratamento da hipersensibilidade dentinária. General Dentistry. 2009 Mar 1;57(2):120-6.

19. Al-Sabbagh M, Brown A, Thomas MV. Tratamento em consultório da hipersensibilidade dentinária. Dental Clinics of North America. 2009 Jan 1;53(1):47-60.

20. Amarasena N, Spencer J, Ou Y, Brennan D. Dentine hypersensitivity-Australian dentists' perspective. Australian dental journal. 2010 Jun;55(2):181-7.

21. Eitner S, Bittner C, Wichmann M, Nickenig HJ, Sokol B. Comparação de terapias convencionais para hipersensibilidade dentinária versus hipnose médica. Jornal Internacional de Hipnose Clínica e Experimental. 2010 Aug 31;58(4):457-75.

22. Cummins D. Recent advances in dentin hypersensitivity: clinically proven treatments for instant and lasting sensitivity relief (Avanços recentes na hipersensibilidade dentinária: tratamentos clinicamente comprovados para o alívio imediato e duradouro da sensibilidade). American Journal of Dentistry. 2010 May 1;23:3A-13A.

23. Winston AE, Charig AJ, Thong S. Mecanismo de ação de uma pasta de dentes dessensibilizante com flúor que contém ingredientes de cálcio e fosfato no tratamento da hipersensibilidade dentária. Parte III: Prevenção da penetração do corante através da dentina versus um controlo sem cálcio e fosfato. Compêndio de educação contínua em medicina dentária (Jamesburg, NJ: 1995). 2010 Jan 1;31(1):46-8.

24. Gholami GA, Fekrazad R, Esmaiel-Nejad A, Kalhori KA. Uma avaliação dos efeitos de oclusão dos lasers Er;Cr:YSGG, Nd:YAG, CO_2 e de diodo nos túbulos dentinários:

um estudo in vitro ao microscópio eletrónico de varrimento. Photomed Laser Surg. 2011 Feb;29(2):115-21.

25. Al-Saud LM, Al-Nahedh HN. Efeito oclusivo do laser Nd:YAG e de diferentes agentes dessensibilizantes da dentina nos túbulos dentinários humanos in vitro: uma investigação de microscopia eletrónica de varrimento. Oper Dent. 2012 Jul-Ago;37(4):340-55. doi: 10.2341/10-188-L.

26. West NX, Lussi A, Seong J, Hellwig E. Hipersensibilidade dentinária: mecanismos de dor e etiologia da dentina cervical exposta. Clin Oral Investig. 2013 Mar;17 Suppl 1:S9-19. doi: 10.1007/s00784-012-0887-x. Epub 2012 Dec 9.

27. Hamlin D, Mateo LR, Dibart S, Delgado E, Zhang YP, DeVizio W. Eficácia comparativa de dois regimes de tratamento que combinam programas no consultório e em casa para alívio da hipersensibilidade dentinária: um estudo clínico de 24 semanas. Am J Dent. 2012 Jun;25(3):146-52.

28. West NX, Lussi A, Seong J, Hellwig E. Hipersensibilidade dentinária: mecanismos de dor e etiologia da dentina cervical exposta. Investigações clínicas orais. 2013 Mar;17:9-19.

29. Schmidlin PR, Sahrmann P. Gestão atual da hipersensibilidade dentinária. Clin Oral Investig. 2013 Mar;17 Suppl 1(Suppl 1):S55-9. doi: 10.1007/s00784-012-0912-0. Epub 2012 Dec 30.

30. Gernhardt CR. Quão válidos e aplicáveis são os actuais critérios de diagnóstico e métodos de avaliação da hipersensibilidade dentinária? Uma visão geral. Clin Oral Investig. 2013 Mar;17 Suppl 1(Suppl 1):S31-40.

31. Petersson LG. O papel do flúor na gestão preventiva da hipersensibilidade da dentina e da cárie radicular. Investigações clínicas orais. 2013 Mar;17:63-71.

32. Maurin JC, Couble ML, Thivichon-Prince B, Magloire H. L'odontoblaste - Un acteur incontournable de la perception de la douleur dentinaire [Odontoblast: a key cell involved in the perception of dentinal pain]. Med Sci (Paris). 2013 Mar;29(3):293-9. Francês. doi: 10.1051/medsci/2013293016.

33. Trushkowsky RD, Garcia-Godoy F. Hipersensibilidade dentinária: diagnóstico diferencial, testes e etiologia. Compend Contin Educ Dent. 2014 Feb;35(2):99-104; quiz 104.

34. Benoist FL, Ndiaye FG, Faye B, Bane K, Ngom PI, Ndong PM. Conhecimento e atitude de gestão relativamente à hipersensibilidade dentinária entre dentistas de um país da África Ocidental. J Contemp Dent Pract. 2014 Jan 1;15(1):86-91.

35. West N, Seong J, Davies M. Hipersensibilidade da dentina. Monogr Oral Sci. 2014;25:108-22. doi: 10.1159/000360749. Epub 2014 Jun 26.

36. França IL, Sallum EA, Do Vale HF, Casati MZ, Sallum AW, Stewart B. Eficácia de um sistema dessensibilizante combinado de uso doméstico/em consultório contendo 8% de arginina e carbonato de cálcio na redução da hipersensibilidade dentinária: um estudo clínico randomizado de 8 semanas. Am J Dent. 2015 Feb;28(1):45-50.

37. Kopycka-Kedzierawski DT, Meyerowitz C, Litaker MS, Chonowski S, Heft MW, Gordan VV, Yardic RL, Madden TE, Reyes SC, Gilbert GH, Grupo de Colaboração da National Dental PBRN. Management of Dentin Hypersensitivity by National Dental Practice-Based Research Network practitioners: results from a questionnaire administered prior to initiation of a clinical study on this topic. BMC oral health. 2017 Dec;17:1-7.

38. Kopycka-Kedzierawski DT, Meyerowitz C, Litaker MS, Heft MW, Tasgaonkar N, Day MR, Porter-Williams A, Gordan VV, Yardic RL, Lawhorn TM, Gilbert GH. Management of dentin hypersensitivity by practitioners in the National Dental Practice-Based Research Network (Gestão da hipersensibilidade dentinária por profissionais da Rede Nacional de Investigação Baseada na Prática Dentária). O Jornal da Associação Dentária Americana. 2017 Oct 1;148(10):728-36.

39. Varoni EM, Zuccheri T, Carletta A, Palazzo B, Cochis A, Colonna M, Rimondini L. Eficácia in vitro de um novo hidrogel de oxalato de potássio para a hipersensibilidade da dentina. Eur J Oral Sci. 2017 Abr;125(2):151-159.

40. Moraschini V, da Costa LS, Dos Santos GO. Eficácia no tratamento da hipersensibilidade dentinária em lesões cervicais não cariosas: uma meta-análise. Clin Oral Investig. 2018 Mar;22(2):617-631.

41. Amaechi BT, Lemke KC, Saha S, Gelfond J. Eficácia clínica no alívio da hipersensibilidade dentinária do creme contendo nanohidroxiapatite: A Randomized Controlled Trial. Open Dent J. 2018 Aug 31;12:572-585.

42. Litaker MS, Kopycka-Kedzierawski DT, Rindal DB, Fellows JL, Heft MW, Meyerowitz C, Chonowski S, Gilbert GH; Grupo colaborativo da National Dental PBRN. Concordância entre as respostas ao questionário do profissional e as recomendações de tratamento clínico observadas para o tratamento da hipersensibilidade dentinária: resultados da National Dental Practice-Based Research Network. BMC Oral Health. 2019 Jun 14;19(1):112.

43. Felix J, Ouanounou A. Dentin Hypersensitivity: Etiologia, diagnóstico e tratamento. Compend Contin Educ Dent. 2019 Nov/Dez;40(10):653-657; quiz 658. PMID: 31730363.

44. Liu XX, Tenenbaum HC, Wilder RS, Quock R, Hewlett ER, Ren YF. Patogénese, diagnóstico e tratamento da hipersensibilidade dentinária: uma visão geral baseada em evidências para os médicos dentistas. BMC Saúde Oral. 2020 Aug 6;20(1):220.

45. Zeola LF, Teixeira DNR, Galvão ADM, Souza PG, Soares PV. Perceção dos cirurgiões-dentistas brasileiros sobre o manejo da hipersensibilidade dentinária. Braz Oral Res. 2020 Jan 10;33:e115.

46. Pałka ŁR, Rybak Z, Kuropka P, Szymonowicz MK, Kiryk J, Marycz K, Dobrzyński M. Análise SEM in vitro de agentes dessensibilizantes e eficácia da composição experimental à base de hidroxiapatita na oclusão dos túbulos dentinários. Adv Clin Exp Med. 2020 Nov;29(11):1283-1297.

47. Xia Y, Yang ZY, Li YH, Zhou Z. Os efeitos de uma pasta de dentes contendo os ingredientes activos de Galla chinensis e fluoreto de sódio na hipersensibilidade da dentina e no selamento dos túbulos dentinários: um estudo in vitro e um estudo clínico de oito semanas em 98 pacientes. Medical Science Monitor: Revista Médica Internacional de Pesquisa Experimental e Clínica. 2020;26:e920776-1.

48. Hassouna DM, Mohamed DG. Os Efeitos da Alteração da Energia do Laser Er: YAG e do Tempo de Exposição nos Túbulos Dentinários Expostos: Um estudo in vitro. Jornal dentário de Ain Shams. 2021 Dez 1;24(4):59-71.

49. Murugesan S, Kumar P, Reddy BN, Arumugam K, Mohankumar P, Chandrasekaran K. Novel Management of Hypersensitive Dentin Using Propolis-based Herbal Desensitizing Agents: Um Estudo Microscópico Eletrónico de Varrimento In Vitro. O Jornal de Prática Dentária Contemporânea. 2021 Jan 6;22(9):1030-4.

50. Aminoshariae A, Kulild JC. Conceitos actuais de hipersensibilidade dentinária. Journal of Endodontics. 2021 Nov 1;47(11):1696-702.

51. Ramli R, Ghani N, Taib H, Mat-Baharin NH. Gestão bem sucedida da hipersensibilidade dentinária: Uma revisão narrativa. Problemas dentários e médicos. 2022.

52. Grover V, Kumar A, Jain A, Chatterjee A, Grover HS, Pandit N, Satpathy A, Pillai BR, Melath A, Dhruvakumar D, Thakur R. Recomendações de boas práticas clínicas do ISP para a gestão da hipersensibilidade dentinária. Jornal da Sociedade Indiana de Periodontologia. 2022 Jul 1;26(4):307-33.

53. Forouzande M, Rezaei-Soufi L, Yarmohammadi E, Ganje-Khosravi M, Fekrazad R, Farhadian M, Farmany A. Effect of sodium fluoride varnish, Gluma, and Er, Cr: YSGG no tratamento da hipersensibilidade da dentina: um ensaio clínico de 6 meses. Lasers em Ciências Médicas. 2022 Sep;37(7):2989-97.

54. Pion LA, Matos LL, Gimenez T, Palma-Dibb RG, Faraoni JJ. Resultado do tratamento da hipersensibilidade dentinária com laserterapia: Revisão sistemática e meta-análise. Dental and Medical Problems. 2023 Jan 1;60(1):153-66.

55. Orchardson R, Cadden SW. Uma atualização sobre a fisiologia do complexo dentina-polpa. Atualização Dentária. 2001 maio 2;28(4):200-9.

56. Nanci A. Histologia Oral de Ten Cate-e-book: desenvolvimento, estrutura e função. Elsevier Ciências da Saúde; 2017 Ago 15.

57. Kumar GS. Histologia Oral e Embriologia de Orban - E-BOOK. Elsevier Health Sciences; 2015 Jul 25.

58. Närhi MA, Jyväsjärvi E, Virtanen AN, Huopaniemi TI, Ngassapa D, Hirvonen T. Role of intradental A-and C-type nerve fibres in dental pain mechanisms. Proc Finn Dent Soc. 1992 Jan 1;88(Suppl 1):507-16.

59. M Hargreaves K, Cohen S. Cohen's pathways of the pulp (Vias da polpa de Cohen). Mosby Elsevier; 2011.

60. Loeser JD. Quo vadis, poena. Journal of Musculoskeletal Pain. 2005 Jan 1;13(3):3-9.

61. Raja SN, Carr DB, Cohen M. A Associação Internacional revisada para o estudo da dor definição de dor: conceitos, desafios e compromissos [publicado online antes da impressão em 23 de maio de 2020]. Pain.

62. Osterweis M, Kleinman A, Mechanic D. The anatomy and physiology of pain (A anatomia e a fisiologia da dor). InPain and Disability: Clinical, Behavioral, and Public Policy Perspectives 1987. Imprensa das Academias Nacionais (EUA).

63. Chitre AP. Manual de Anestesia Local em Odontologia. JP Medical Ltda; 29 de fevereiro de 2016.

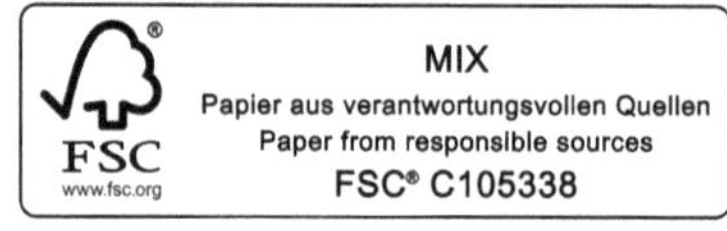

Printed by Books on Demand GmbH, Norderstedt / Germany